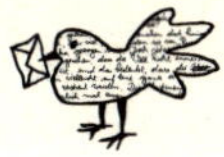

Ted van Lieshout

Bruder

Aus dem Niederländischen von
Mirjam Pressler

Middelhauve

Für Carla, Harry und Albert

Eindhoven
Sonntag, 4. März 1973

Mittag

Alaaf, Maus,

das ist nicht der Anfang. Das ist das Ende deines Tagebuchs. Ich bin in dein Zimmer geschlichen und habe heimlich in den Schubladen deines Schreibtischs gesucht, bis ich dein Tagebuch fand. Ich habe es mitgenommen, aufgeschlagen und es durchgeblättert bis zu der ersten leeren Seite, und dann habe ich angefangen zu schreiben. Nein, ich habe nicht gelesen, was du geschrieben hast. Wirklich nicht. Ehrlich nicht. Ich glaube, es gibt ein Gesetz, das es verbietet, ohne Erlaubnis das Tagebuch eines anderen zu lesen. Vielleicht gibt es auch ein Gesetz, das sagt, daß man nicht ins Tagebuch eines anderen schreiben darf. Ich tue es aber trotzdem.
Heute hat der Karneval begonnen. Das ist kein Irrtum; ich höre dich schon sagen: „Wie ist das möglich? Als ich das letzte Mal auf den Kalender schaute, war es September."
Es ist möglich, weil du schon ein halbes Jahr tot bist, Maus. Schon hunderteinundachtzig Tage sind ohne dich vergangen. Morgen ist dein Geburtstag, aber du bist nicht dabei, also gibt es nichts zu feiern. Fünfzehn wärst du geworden, aber für dich ist die Zeit für immer bei vierzehn stehengeblieben. Und

ich bin keine fünfzehn mehr. Mein Geburtstag hat Ende Januar einfach so stattgefunden. Im nächsten Jahr werde ich, wenn alles gutgeht, siebzehn und dann achtzehn und neunzehn: Die Zeit treibt uns immer weiter auseinander, daran kann niemand etwas ändern.

Du möchtest natürlich wissen, warum ich in dein Tagebuch schreibe. Habe ich nichts Besseres zu tun? Nein, Maus, ich habe nichts Besseres zu tun. Du glaubst doch nicht, daß ich Karneval feiere, nun, da es niemand mehr von mir verlangt?

Heute nachmittag, als wir ein Butterbrot aßen, sagte Mam ganz beiläufig, daß sie dich kurzerhand rausschmeißt. „Ach ja, Luuk, morgen räume ich das Zimmer von Marius auf, also wenn du noch etwas von ihm haben willst, mußt du es dir heute holen."

„Warum?" fragte ich möglichst gleichgültig. „Es ist doch gar nicht durcheinander."

„Du verstehst mich sehr gut. Ich werde seine Sachen aufräumen."

„Du meinst, daß du seine Sachen in Kartons packst und in den Keller stellst?"

„Nein, ich meine, daß ich sie morgen hinten im Garten verbrenne."

Erst dachte ich, das sei ein Witz, deshalb sagte ich: „Ach, schön, ein Feuerchen." Aber Mam lachte nicht, und ich verstand, daß sie es ernst meinte.

„Warum?“ fragte ich noch einmal.
„Weil ich auf diese Art Abschied von ihm nehmen will“, sagte sie. „Aber wenn du etwas von deinem Bruder aufheben möchtest, kannst du das natürlich. Und ich möchte, daß du es in deinem eigenen Zimmer aufhebst und es nicht wieder irgendwo anders hinlegst.“
„Willst du wirklich alles verbrennen?“ Ich konnte es kaum glauben.
„Ich stecke alles, aber auch alles an und setze mich daneben auf einen Stuhl und schaue zu.“
„Wie unheimlich.“
„Das kannst du ruhig denken, es ist mir egal“, sagte Mam. „Morgen ist sein Geburtstag. Ich will ihn auf eine ganz besondere Art begehen.“
„Ein schönes Geburtstagsgeschenk“, rief ich. „Du steckst all seine Sachen in Brand. Wenn du alles kaputtmachst, tust du so, als hätte es Marius nie gegeben.“
„Ich brauche seine Sachen nicht, um jeden Tag an ihn erinnert zu werden.“
„Trotzdem finde ich, daß du sein Zimmer so lassen solltest, wie es ist. Jetzt kann man sich wenigstens manchmal reinsetzen und sich umschauen.“
„Ich will keinen Wallfahrtsort in meinem Haus“, sagte Mam. „Ich mache ein Bügelzimmer daraus. Dann kann das ganze Durcheinander endlich aus dem Badezimmer.“ Sie schmierte eifrig Butter auf

ihr Brötchen, kratzte das, was zuviel war, wieder ab und klatschte es hinten an den Rand der Butterdose. Du hättest Papas Gesicht sehen sollen, aber er sagte nichts. Er holte demonstrativ ein sauberes Taschentuch heraus, schüttelte es auf und wischte die Mischung aus Butter und Brotkrümeln aus der Dose. Dann faltete er sein Taschentuch sorgfältig um das Geschmier und steckte das Päckchen seelenruhig zurück in die Tasche seines Sonntagsanzugs. Du hättest Mams Gesicht sehen sollen, aber sie sagte nichts. Sie schnitt ein paar zusätzliche Scheiben vom Käse und belegte ihr Brötchen damit, obwohl sie verdammt gut weiß, daß Pap auf das alte Sprichwort schwört, das sagt, zwei Milchprodukte aufeinander seien des Teufels.
Mit dem Mund voll Brot und Butter und Käse sagte Mam: „Wie auch immer, es ist ein halbes Jahr her. Es ist Zeit weiterzugehen." Sie wurde wieder mal ungeduldig, das merkt man ihr noch immer deutlich an, Maus: Sie schluckte, machte ein ernstes Gesicht und wischte zornig eingebildete Krümel vom Tisch.
„Lukas", sagte sie, „wir können noch Stunden darüber sprechen, aber mein Entschluß steht fest. Seine Sachen entfernen, das ist meine Art von Abschiednehmen."
„Und was ist mit meiner Art?" fragte ich.
„Wie ist deine Art?"

Ich zuckte mit den Schultern, denn ich hatte eigentlich nicht darüber nachgedacht; ich hatte nicht gewußt, daß ich das tun sollte. Sie nahm meine Unschlüssigkeit natürlich sofort zum Anlaß, mich liebevoll fertigzumachen.
„Mach, was du willst, Junge. Schau erst mal nach, ob du noch etwas von deinem Bruder haben willst. Von mir aus darfst du alles in dein Zimmer schleppen, wenn du nur von seinem Schreibtisch wegbleibst, denn seine Privatsachen rührst du nicht an."
„Pap, verstehst du das?" fragte ich. „Was hältst du davon?"
„Laß mich draußen, bitte", sagte Pap mit einer abwinkenden Handbewegung. „Ich ergreife keine Partei. Ich verstehe sehr gut, daß deine Mutter mit einer großen Geste Marius loslassen will. Aber daß du all seine Sachen bewahren willst, hat auch seine Logik."
Ich fragte, was Pap denn wolle.
„Wir könnten alles in Kartons packen", sagte er, „aber ich weiß genau, daß ich die Dinge nie mehr anschauen würde. Daß deine Mutter seine Sachen verbrennen will, hat etwas von einem Ritual, und das spricht mich schon an."
„Ich schicke sie ihm im Rauch hinterher", erklärte Mam.
„Die indianische Mutter schickt Rauchsignale", sagte ich.

„Sei ruhig ironisch, Luuk, das ist mir egal. Ich weiß, daß du das nicht verstehst.“
„Ich verstehe es schon, und ich halte es auch für eine schöne Geste, aber du glaubst nicht an den Himmel, was hat es also für einen Sinn, Marius seine Sachen hinterherzuschicken?“
„Ich kann nicht sicher sein, daß es den Himmel nicht gibt.“
„Und ich“, sagte Pap und schlug seinen feierlichen Altmännerton an, „lege Wert darauf, gesagt zu haben, daß der Himmel existiert, so wahr es einen Gott gibt.“
Mam und ich schwiegen ein paar Sekunden und starrten auf unsere Teller, weil wir an diesem Tag natürlich wieder nicht in die Kirche gegangen waren, obwohl wir wußten, daß Pap sich darüber ärgern würde.
„Ja, ja, ich bin ein alter Sack“, sagte Pap mit einem tiefen Seufzer und schob seinen Teller weg. „Das habe ich inzwischen schon kapiert. Streitet ihr nur weiter, aber laßt mich aus dem Spiel.“ Er holte eine dicke Zigarre aus seiner Brusttasche, hielt sie ans Ohr und lauschte, während er sie zwischen den Fingern rollte. Ja, Maus, sie knisterte gut, das sahen wir seinem Gesicht an. Pap nahm seinen Zigarrenabschneider, schnitt sie an dem runden Ende auf und zündete sie mit dem silbernen Feuerzeug an. Zurückgelehnt und ins Unendliche starrend rauchte er.

Ich ließ mich natürlich von Paps bekanntem Zigarrentrick nicht durcheinanderbringen: Du siehst mich, aber ich bin nicht da. Ich wandte mich wieder an Mam. „Und trotzdem machst du mit einer einzigen Geste alles kaputt. Für immer. Wenn du sein Zimmer ausräumst, ist das Mord."

„Stell dich nicht so an, Lukas", sagte Mam von oben herab. „Du bist mal wieder dabei, den sterbenden Schwan zu tanzen."

„Diese pathetische Neigung hat er von dir", sagte Pap plötzlich.

„Aber nein, das Theatralische ist aus deiner Familie."

„Wie kommst du darauf!" rief Pap. „Du bist es doch, die unbedingt ein Lagerfeuer im Garten veranstalten muß. Ich stamme von armen Brabanter Bauern ab, die mit den Stiefeln bis zu den Knöcheln im Schlick standen."

Ja natürlich, wir sind von niedriger Abkunft und haben es weit gebracht mit einer Villa, in der zehn Familien wohnen könnten. Das wissen wir inzwischen ganz gut.

„Wir haben hier Sandboden, deshalb ist das mit dem Schlick schon mal Blödsinn", sagte Mam, die auch nicht mehr in die Falle tappt.

„Es hatte schrecklich geregnet", sagte Pap amüsiert. „Schon seit sieben Wochen. Die Kühe trieben förmlich im Wasser."

„Es hat hier noch nie sieben Wochen hintereinander geregnet, Schatz."
„Du weißt nicht, wovon du sprichst, Liebling. Als du noch nicht geboren warst, stand ich schon von morgens früh bis abends spät mit Schaftstiefeln und Eimern da, um das Wasser aus Brabant zu schöpfen."
„Ja", sagte Mam höhnisch, „als Brabant noch ein Polder war, nehme ich an."
„Ich verlasse den Tisch", drohte ich. „Selbst wenn sie im ganzen Land die Deiche durchstechen würden, stände Brabant nicht unter Wasser. Wenn ihr nicht ernst bleiben könnt, habe ich was Besseres zu tun."
„Worüber sprachen wir gerade?" fragte Mam, während sie nach ihrer Zigarettenschachtel griff.
„Du möchtest Marius auf den Scheiterhaufen bringen, darüber sprachen wir!"

Nun weißt du's also, Maus: Wir stammen also nicht von Zigeunern ab, wie Mam uns einmal weisgemacht hat, sondern von Indianern. Wir wollten früher schon nie Cowboy spielen, weil wir für die Indianer waren. Nun wissen wir also, warum. Und morgen wird für dich ein Indianerfeuer angezündet. Einfach hinten bei uns im Garten.
Schau, wenn du kannst, zwischen den Wolken hervor nach unten, dann siehst du winzig klein in der Tiefe eine Squaw mit knallblond gefärbten Haaren

Rauchsignale in die Luft schicken. Lies die Nachricht in grauen, abgemessenen Wölkchen. Wenn es klappt, entzifferst du die folgenden Worte: Hier-sind-die-Sa-chen-die-du-lie-gen-ge-las-sen-hast. Versuche das Gesicht der Squaw zu erkennen. Es ist unsere Mam. Hinter ihr steht unser Pap in Holzschuhen. Du siehst, daß sie in unserem Garten stehen, hinter unserem Haus in unserer Straße, in unserer Stadt, in unserem Land, in unserem Erdteil, auf unserem Planeten, in unserem Weltall. Deine Mutter wirft Erinnerungen Stück für Stück ins gierige Feuer.

Ich muß ehrlich zugeben, daß Mam sich etwas Schönes ausgedacht hat, um, wie soll ich sagen, auf eine endgültige Art von dir Abschied zu nehmen. Sie läßt dich los; das Leben muß weitergehen.

Wäre es nicht wunderbar, wenn es den Himmel wirklich gäbe und wir dir Rauchsignale schicken könnten? Und wir wieder miteinander redeten, in kleinen Rauchwölkchen? Aber du hast ja selbst nicht an den Himmel geglaubt.

„Wenn du um acht Uhr morgens fragst, wo der Himmel ist, deuten sie nach oben“, hast du mal gesagt. „Fragst du sie abends um acht noch einmal, deuten sie wieder nach oben, aber dann hat sich die Erde halb um ihre eigene Achse gedreht, also deuten sie genau in die andere Richtung. Sie wissen es also nicht, sondern deuten einfach nur drauflos.“

„Der Himmel ist vielleicht außen herum“, habe ich vorgeschlagen.
„Dann müßte Er auf jeden Fall hinter Pluto sein, und das ist zu weit“, hast du gesagt. „Denn wenn Gott uns geschaffen hat nach Seinem Ebenbild, dann kann Er auch nicht weiter schauen, als Seine Nase lang ist.“

Als Mam sagte, daß sie all deine Sachen verbrennen will, mußte ich plötzlich an das Tagebuch denken, das ich dir vor zwei Jahren zu deinem dreizehnten Geburtstag geschenkt habe. Ich dachte: Ob sie das wohl auch verbrennen will? Ich habe mit Absicht nicht gefragt, weil ich nicht weiß, ob sie sich erinnert, daß es dieses Tagebuch gibt. Hoffentlich hat sie es vergessen. Ich fände es nämlich schrecklich, wenn sie es in die Flammen werfen würde. Das wäre doch, als wolle sie auch deine Gedanken verbrennen, und wozu ist das nötig?
Deshalb habe ich dein Tagebuch heimlich aus deinem Schreibtisch gestohlen. Gestohlen, denn Mam hat ja ausdrücklich gesagt, daß ich die Finger von deinen Privatsachen lassen solle. Ich habe es trotzdem getan, denn ich habe folgenden Entschluß gefaßt: Ich schreibe in dein Tagebuch, damit auch meine Gedanken darin stehen. Wenn Mam sich an dein Tagebuch erinnert und es verbrennen will, kann ich das verbieten, weil sie dann auch meine

aufgeschriebenen Gedanken verbrennen würde. So einfach ist das.
Siehst du, Maus, ich stecke nicht meine Nase in dein Tagebuch, weil ich so neugierig darauf bin, was du geschrieben hast (auch wenn ich das natürlich bin); indem ich in dein Tagebuch schreibe, kann ich es retten. So bleibt trotzdem etwas von dir bestehen.
Ich habe nur keine Ahnung, was ich weiter schreiben soll. Oder reicht das schon?

Abend

Lieber Maus,

beim Abendessen fühlte ich mich natürlich ganz schön überlegen, denn Mam und Pap hatten sich schon für das Karnevalsfest vom Bowlingclub umgezogen und sahen blöd aus. Langweilig wie immer, hat Pap seinen Bauernkittel angezogen, aber ein alter Kerl von fünfundsechzig mit einem roten Tuch um den Hals, die Zipfel durch eine Streichholzschachtel gezogen, sieht sowieso idiotisch aus. Mam hatte nur einen Fetzen an, den sie sich aus einem alten Abendkleid geschnitten hatte. Sie sagte, sie sei als Hirtin verkleidet, aber ihr Kostüm hat einen Ausschnitt fast bis zum Nabel, und der Saum hängt ungefähr in der Höhe ihres Briefkastens. Ach, ob Hirtin oder Bauer, im Karneval sieht man das nicht so eng. Und es muß gesagt werden: Für eine Frau von Ende dreißig hat sie schöne Beine.

Ehrlich gesagt, war ich ziemlich eingenommen von meinem Plan, dein Tagebuch zu retten, und am Vormittag dachte ich, ich hätte eigentlich schon genug geschrieben. Also konnte ich es wieder nicht lassen: Ich habe Mam mit dosiertem Stolz darauf aufmerksam gemacht, daß sie dein Tagebuch nicht

verbrennen könne, weil jetzt auch persönliche Gedanken von mir drinstehen.
Die Reaktion war enttäuschend. Statt darüber zu jubeln und zu klatschen, wieviel Vernunft ihr eigener Sohn gezeigt hatte, wurden Mam und Pap böse, und sie glaubten mir nicht, als ich sagte, ich hätte zwar hineingeschrieben, aber nichts gelesen.
„Wie auch immer", sagte ich ungerührt, „jetzt kannst du das Tagebuch nicht mehr verbrennen."
„Wenn du mich übertölpeln willst, mußt du früher aufstehen, mein Junge", sagte Mam. Sie schlug ihr eines nacktes Bein über das andere nackte Bein, und ich ärgerte mich, daß sie, so ordinär, wie sie dasaß, einfach weiter die Mutter spielte. „Ich kann doch einfach die paar Seiten von dir aus dem Tagebuch reißen und es dann ins Feuer werfen, oder?" Darauf wußte ich nichts zu antworten und schwieg während des Rests der Mahlzeit hartnäckig. Du weißt, daß Mam das absolut nicht aushält, aber den Mund fest zusammenkneifen ist die einzige Waffe, die ich habe, wenn ich mein Recht nicht bekommen kann.

Ich sitze nun also doch wieder da, dein Tagebuch vor mir, denn ich beabsichtige, so viel zu schreiben, daß dein Tagebuch eher meines ist als deines. Wenn diese blöde Frau dann meine Seiten herausreißen will, muß sie das ganze Ding kaputtmachen, und darauf ist sie, glaube ich, nicht aus. Trotzdem ist es natürlich seltsam, daß ich in dein Tagebuch schreibe und dich anspreche, als solltest du es jemals lesen. So zurückgeblieben bin ich nun auch wieder nicht. Du bist tot, und genau wie alle anderen Toten, die begraben sind, wirst du langsam zu einem Skelett (wenn du es nicht schon bist). Ich habe mich manchmal dabei erwischt, daß ich mir vorstellte, wie du dort unter der Erde liegst und verfaulst, in deinem Sarg, gekleidet in deine Lieblingssachen. Wie lange dauert es, bis der intakte Leichnam eines Toten nur noch ein Gerippe ist? Ist es eine Frage von Wochen? Monaten? Jahren? Was ist jetzt mit dir? Weißt du eigentlich, daß du tot und begraben bist? Hast du es gemerkt?

Genau vor einem halben Jahr ist es passiert. Es war Montag, der 4. September 1972, der Sommer war noch nicht vorbei. Ich kam nach Hause und Mam erwartete mich mit einem verweinten Gesicht. „Ich muß dir etwas Schlimmes sagen“, sagte sie, und ich sah, wie sie verzweifelt nach Worten suchte. Sie kreuzte die Arme vor der Brust und kniff sich in die Schultern. Ich sah, daß sie das tat, weil sie nicht angefaßt werden wollte. Sie schaute mich an, als hoffe sie, daß ich es erraten würde, aber ich wollte es aus ihrem Mund hören. Sie wandte den Blick ab und sagte leise: „Heute morgen ist Marius im Krankenhaus gestorben.“

Wie es sich anfühlt, wenn man stirbt, weiß ich nicht, aber ich kann dir erzählen, wie es sich anfühlt, wenn du erfährst, daß jemand, der immer um dich herum war, aufhört zu existieren. Ein elektrisches Prickeln, das in meinem Unterbauch begann, loderte in einer Sekunde bis hinauf zu meinem Kopf. Es war, als würden meine Eingeweide in einem Moment erfrieren, und seltsamerweise fühlte sich das an wie Brennen. Ungefähr so, wie wenn du fast erfrorene Hände an die Heizung hältst, aber eben innen.
Ich weiß nicht mehr, was ich gesagt habe. Jedenfalls nicht: Das ist schlimm, aber es könnte noch viel schlimmer sein, also haben wir Glück gehabt, so wie Mam immer sagt. Es konnte nämlich nicht schlimmer sein. Vielleicht habe ich nichts gesagt. Mam weinte, und ich wollte ihre Tränen nicht sehen. Ich lief aus der Küche, die Treppe hoch und versteckte mich hinter meiner Zimmertür.
Ganz leise habe ich geweint. Bis ich gähnen mußte. Ich hatte nur Tränen für zehn Minuten, höchstens eine Viertelstunde. Danach wusch ich mir das Gesicht mit kaltem Wasser und schaute eine ganze Weile in den Spiegel. Ich weiß nicht, warum ich das tat. Vielleicht dachte ich, ich würde anders aussehen, nun, da ich keinen Bruder mehr hatte. Aber so war es nicht. Abends waren meine roten Augen wieder weiß, während Mams Gesicht noch aufgedunsen war,

mit vom Weinen geröteten Augen. Sie hatte gewartet, bis Oma da war, dann schloß sie sich im großen Schlafzimmer ein. Oma und ich saßen allein im Wohnzimmer, denn Pap hatte sich sofort davongemacht und war unerreichbar weit weg in seinem Büro, das seit seiner Pensionierung Studierzimmer heißen soll. Daß er zu Hause war, merkten wir nur an dem schweren Zigarrenrauch, der durch den Spalt unter seiner Zimmertür kam.

Als Pap auf die Toilette ging, habe ich schnell nachgeschaut, an was er gerade saß. Auf seinem Schreibtisch, zwischen drei Aschenbechern voller Zigarrenkippen, lag ein aufgeschlagener Ordner. „Letztwillige Verfügung" stand oben auf der Seite. Der Text war durchgestrichen. Aus Angst, Pap könnte mich erwischen, wagte ich nur zu lesen, was er mit kräftiger Schrift dazugeschrieben hatte: „Ich habe nie daran gedacht, daß ich eines meiner Kinder überleben würde."

Schnell ging ich zurück ins Wohnzimmer, und ich schämte mich tief, weil mir plötzlich bewußt wurde, daß ich der alleinige Erbe sein würde. Ich fühlte mich wie ein gemeiner Betrüger.

Im Fernsehen, in diesen amerikanischen Serien, sieht man, daß alle einander in die Arme fallen, wenn was Schlimmes oder nichts Schlimmes passiert. Bei uns war das nicht so. Pap, Mam und ich, wir wollten uns alle auf irgendeine Art fernhalten. Wir zogen uns vor den anderen zurück und wählten ein eigenes Plätzchen. Wir suchten keine Hilfe beieinander. Es war, als hätte uns ein großes, scharfes Messer den Atem abgeschnitten, und wir brauchten Platz, um wieder frische Luft zu schnappen. Ich glaube, daß wir in uns selbst die Antwort auf die Frage suchten: Marius gibt es nicht mehr, und wie sollen wir nun weiterleben? Denn das Verrückte war, daß das Leben aufhörte, während es zugleich weiterging. Die Erde drehte sich weiter, und die Sonne erlosch nicht. Trotzdem verging die Welt an dem Tag, an dem du starbst, nämlich die Welt, wie sie in deinen Augen war.

Oma hatte gekocht, aber Mam und Pap wollten nicht zum Essen kommen. Sie selbst sagte, sie habe beim Kochen so viel gekostet, daß sie keinen Hunger mehr habe. Weil sie sonst ganz umsonst gekocht hätte, habe ich gegen meinen Willen ein bißchen runtergewürgt.

Den ganzen Abend bin ich immer wieder von oben nach unten gerannt und von unten nach oben, um an den Türen zu lauschen, hinter denen sich Mam und Pap versteckt hatten; ich machte mir schon ein bißchen Sorgen, denn du warst tot, also konnte es doch leicht sein, daß wir alle sterben!

Im übrigen haben Oma und ich das Telefon und die

Haustür bewacht, um jeden abzufangen, der kam, um zu sagen, wie schlimm es doch sei, als ob wir das nicht wüßten. Als die Trauerkartenumschläge kamen, haben wir Adressen geschrieben und Briefmarken aufgeklebt.

Einmal kam Mam aus ihrem Zimmer, um in Paps Weinkeller eine alte Flasche Rotwein zu holen. Ich sah auf dem Etikett, daß die Flasche von 1958 stammte, deinem Geburtsjahr.

Oma fragte noch: „Mädchen, brauchst du kein Glas?"

„Nein, ich will aus einer Fünfhundert-Gulden-Flasche trinken", sagte Mam. „Einfach reingießen und fernsehen. Und heulen, weil die eine blöde Gans ihre Wäsche nicht porentief rein kriegt, die andere aber schon." Mam stand da in ihrem langen blauen Negligé (ja, dem Ding, bei dem man irritierenderweise sieht, daß sie Brustwarzen hat), und sie erinnerte mich an die Freiheitsstatue von New York. Die rechte Hand um den Flaschenhals, als wäre er eine Fackel, die sie jeden Moment stolz in die Luft heben würde.

„Ist Pap damit einverstanden?" Ich deutete auf die staubige Flasche.

„Dafür brauche ich keine Erlaubnis", sagte sie, „übrigens, ich sage es ihm nicht."

„Wirst du dich betrinken?" fragte ich, während Oma wieder mal zur Haustür lief.

„Von einer Flasche, die fünfhundert Gulden kostet, wird man nicht betrunken, mein Lieber, höchstens ein bißchen beschwipst."
„Warum setzt du dich nicht einfach zu uns?"
„Weil ich allein trinken und mich allein beschissen fühlen will."
„Ich fühle mich auch beschissen."
Was Mam dann sagte, bekam ich in den falschen Hals, weil sie ein Lineal an die Traurigkeit legte.
„Natürlich bist du auch traurig, aber meine Trauer ist größer, ich habe heute meinen Sohn verloren."
„Meine Trauer ist genauso groß wie deine, denn ich habe meinen Bruder verloren", sagte ich.
„Die Trauer einer Mutter ist größer als die Trauer eines Bruders."
Da rutschte es mir heraus. „Das kann nicht wahr sein, denn du bist immer noch die Mutter von jemandem, aber ich bin niemandes Bruder mehr."
Einen Moment war Mam verwirrt, aber du weißt ja, wie sie ist: „Trotzdem ist es für eine Mutter schlimmer als für einen Bruder. Ich bin seine Mutter, ich habe ihn geboren. Außerdem habe ich ihn länger gekannt als du."
„Wir kannten ihn beide gleich lang", sagte ich.
„Du kannst dich an die ersten Jahre nicht mehr erinnern. Du warst erst dreizehn Monate alt, als Marius geboren wurde." Für einen Moment erschien der Hauch eines Lächelns um ihren Mund, und ich

sah, daß sie entschlossen war, das letzte Wort zu behalten.
„Den größten Teil deines Lebens hast du Marius nicht gekannt, während ich nie ein Leben gehabt habe, in dem es ihn nicht gab“, sagte ich todernst, denn ich meinte es auch so.
„Ach Schatz, möchtest du nicht aufhören mit diesem Unsinn? Mir steht der Kopf absolut nicht danach. Ich bin nur wegen dieser Flasche heruntergekommen.“ Mam drehte mir entschlossen den Rücken zu, hob ihr Negligé hoch, um nicht über den Saum zu stolpern, und schritt aus dem Zimmer.
Ich wollte ihr so gern noch etwas nachrufen, aber ich hielt den Mund, weil Oma gerade wieder hereinkam. Die bekommt immer einen Nervenzusammenbruch, wenn sie Mam und mich streiten hört. (Vor kurzem ist Oma ziemlich in die Luft gegangen, sie hat gesagt: „Ihr zwei seid gehupft wie gesprungen: eine Nörgelziege und ein Meckerfritz!“ Wir haben schrecklich gelacht, weil es sich aus Omas Mund so komisch anhörte.)

Mam machte ein großes Theater aus ihrer Trauer und Pap versteckte seine unter der Haut. Ein, zwei Tage später, als ich alte Zeitungen zum Papierbehälter in der Garage brachte, stand Pap in einer Ecke und weinte. Er war sehr böse, daß ich ihn erwischt hatte, er jagte mich mit wilden Armbewegungen aus der Garage. Ich wollte böse werden, aber ich bin leise weggegangen und habe nichts gesagt. Es ist ein großes Geheimnis, daß Väter weinen können.

Dann haben sie deine Leiche in einen Sarg gelegt und den Sarg auf dem Friedhof begraben. Du hast eine graue, flache Marmorplatte bekommen. FROH, DASS ER GELEBT HAT steht darauf. Hat sich Mam ausgedacht. In der Mitte steht groß MARIUS, darunter in kleineren Buchstaben MARINUS THOMAS mit unserem Nachnamen und schließlich die Fakten: 5. MÄRZ 1958 – 4. SEPTEMBER 1972.

Dein Grab ist das sechzehnte in der Reihe. Die Gräber vor und nach dir haben inzwischen auch Grabplatten bekommen, so kann ich dir jedenfalls erzählen, daß du von nun an alte Nachbarn hast. Die eine ist Petronella Rademaker, sie ist neunzig geworden, der andere Johannes van Aalst, er wurde vierundachtzig. Tja, Maus, du bist nicht der erste und nicht der letzte auf der Welt, der gestorben ist.

Ich ging die Gräber an deinem Weg entlang, las neugierig die Jahreszahlen und stellte fest, daß fast nur alte Leute da liegen. Ich fühlte innerlich einen Stich. Zwischen all diesen alten Leuten liegt ein Junge von vierzehn. Was tut er da zwischen den

alten Knackern? Ich habe alle Lebensalter zusammengezählt und durch die Anzahl der Toten geteilt, und, Maus, ein prima Ergebnis: Du bist im Durchschnitt doch noch neunundsechzig geworden.
Findest du diese Bemerkung gemein? Daran ist deine Mutter schuld. Die hat uns von klein auf eingeredet, daß alles relativ sei. Wenn ich mir wieder mal das Knie aufgehauen hatte und heulend zu ihr lief, war ihre Antwort immer: „Ja, Luuk, es ist schlimm, aber ein Bein ab ist schlimmer." Und als du gegen deinen Willen eine Brille aufsetzen mußtest, wegen deiner Migräne, sagte sie: „Wenn man ein Auge verliert, ist es schlimmer."
Kannst du dich noch erinnern, als wir ungefähr sieben, acht Jahre alt waren und Mam uns auftrug, Kirschen zum Einmachen zu pflücken? Ich kletterte in den Baum, und du lehntest eine Leiter an den Stamm. Die Kirschen waren so glänzend rot, daß wir sie uns nicht nur über die Ohren hängten, sondern auch aßen. Uns war nicht klar, daß es Sauerkirschen waren, zum Einlegen in Alkohol.
Damals fragten wir uns, warum Mam uns saure Kirschen pflücken ließ, wenn sie doch genau wußte, daß wir sie essen und Bauchweh bekommen würden. Wir fanden, es sei höchste Zeit, herauszufinden, ob Mam uns wirklich liebte.
Wir stiegen hinunter, gingen zusammen zu ihr und stellten die Frage, die wir uns ausgedacht hatten:

„Mam, wenn mitten in der Nacht ein Feuer ausbricht und du mußt aus dem Fenster springen, was nimmst du dann mit?"
„Das kommt darauf an", sagte Mam. „Liege ich allein im Bett oder liegt Papa neben mir?"
Wir schauten einander an, wir verstanden nicht, was das für eine Rolle spielte.
„Kannst du nicht einfach eine Antwort geben?"
„Doch", sagte Mam. „Wenn Papa neben mir liegt und Feuer bricht aus, dann packe ich ihn am Fußgelenk, schlage mit seinem Kopf das Fenster kaputt und springe mit euch in den Armen in das sichere Fangnetz der Feuerwehr."
Papa mußte lachen, und das kapierten wir nicht.
„Wenn Papa nicht neben mir liegt", fuhr Mam fort, „dann packe ich jeden von euch am Fußgelenk, schlage das Fenster ein und springe allein in das sichere Fangnetz der Feuerwehr. Beantwortet das eure Frage ein bißchen?"
„So ein bißchen", sagten wir und verließen zögernd das Zimmer, zur Nachbesprechung. Wir kamen zu dem Schluß, daß Mam sich selbst am meisten liebte, dann uns und am wenigsten Papa. Es war schon schlimm, daß sie uns nicht am meisten liebte, aber es wäre schlimmer gewesen, wenn sie Papa mehr geliebt hätte als uns, also durften wir nicht klagen. Es war schlimm, könnte aber noch viel schlimmer sein, also hatten wir Glück gehabt.

Als du starbst, Maus, fiel niemandem von uns etwas ein, das schlimmer war. Man kann den Tod nun mal nicht relativieren. Mam sagte nicht: „Es ist schlimm, daß Marius gestorben ist, aber zum Glück habe ich noch einen anderen Sohn, also bin ich weiterhin Mutter."
Ein Mann, der seine Frau verliert, wird Witwer genannt, eine Frau, die ihren Mann verliert, Witwe, und Kinder ohne Eltern sind Waisen. Doch wie heißt ein Bruder, der keinen Bruder (oder keine Schwester) mehr hat? Dafür gibt es keinen Namen. Ich weiß jedenfalls nicht, in welcher Sprache ich nach so einem Wort suchen sollte. Kannst du noch jemandes Bruder sein, wenn dieser Jemand nicht mehr lebt?
Eigentlich macht es nichts mehr aus. Eine Mutter muß muttern, ein Vater muß vatern, und ein Bruder muß brudern. Und wenn es nichts mehr zu brudern gibt, kann ich genausogut aufhören, ein Bruder zu sein. So toll war ich als Bruder ohnehin nicht. Ich war als Bruder nicht viel wert: Ich ließ dich oft allein, obwohl ich wußte, daß du das schlecht aushältst. Trotzdem würde ich gern eine Antwort auf die Frage finden, ob ich jetzt, wo es dich nicht mehr gibt, immer noch ein Bruder bin. Was meinst du? Oder ist dir alles egal?

Abend

Lieber Maus,

ich habe meinen Stift und dein Tagebuch genommen, und jetzt sitze ich in deinem Zimmer und schreibe, denn mir wurde plötzlich klar, daß das heute abend zum letzten Mal geht.
Ganz vorsichtig habe ich mich an deinen Schreibtisch gesetzt, ein bißchen ängstlich, denn vielleicht würden sich alle Gegenstände (dein Bett, dein Schreibtisch, dein Stuhl, die Bücher auf dem Regalbrett, die Fotos und die Landkarten an den Wänden) wütend losreißen, um über mich herzufallen: „Du bist auf verbotenem Terrain! Geh weg! Verschwinde in dein eigenes Zimmer!" Das wäre okay, wenn man bedenkt, daß ich dich fast immer weggeschickt habe, wenn du wieder mal unaufgefordert in mein Zimmer gekommen bist. Ein solcher Vorfall geht mir in der letzten Zeit immer wieder durch den Kopf.
Es war 1970, diese Jahreszahl steht auf der Zeichnung, an der ich gearbeitet habe, als du in mein Zimmer kamst. Du weißt schon, das Bild von einem Baum, von dem du später gesagt hast, du hättest es gerne zum Geburtstag. Ich wollte es dir aber auf keinen Fall schenken, ich fand es nämlich

selbst ganz toll. Ich sagte: „Du bekommst es nicht, aber wenn ich tot bin, darfst du es erben." Später habe ich es dir doch gegeben.

Damals arbeitete ich noch daran, deshalb durftest du es natürlich nicht sehen; ich zeige nie ein Bild, das noch nicht fertig ist. Ich legte meine Arme schützend über das Papier und schnauzte dich sofort an, damit du merktest, daß du nicht willkommen warst.

„Was willst du?"

„Ich komme einfach auf Besuch", hast du gesagt. „Ganz normal."

„Einfach so? Ich bin beschäftigt."

„Womit?"

„Ich zeichne."

„Ja, ja, du zeichnest bestimmt mal wieder was ab", sagtest du, um mich zu ärgern, und setztest dich auf mein Bett.

Das haßte ich, weil mein Bett nicht einfach für jedermanns Hintern bestimmt ist, also sagte ich: „Kannst du nicht jemand anders ärgern?"

„Ich tue doch nichts, oder? Ich sitze einfach nur da."

„Und das halte ich nicht aus, denn du guckst mir auf die Finger. Warum machst du nicht selbst irgend etwas?"

„Was denn?"

„Lies ein Buch oder spiel mit dir selbst."

„Oh, du meinst, daß ich dich störe, weil du mit dir selbst spielen willst? Dann sag es doch."
„Ich will mit mir selbst spielen. Okay?"
„Ich gehe schon."
„Schön."
„Du bist heute mal wieder ein Ekel."
Als ich dich fast aus dem Zimmer getrieben hatte, sagte ich: „Entschuldige, Maus, aber ich bin wirklich gerade beschäftigt. Trotzdem war es lieb, daß du vorbeigekommen bist." Ja, so scheinheilig war ich, und du hast es gleich kapiert.
„Woran liegt es, daß du erst nett bist, wenn ich wieder gehe?"
„Das liegt nicht an dir. Ich möchte gerne allein sein."
„Ich nicht, aber das ist dir egal."
Ja, Maus, es war mir tatsächlich egal. Wußte ich etwa, daß du sterben würdest? Erst dann hat es mir leid getan, als ich nichts mehr daran ändern konnte. Aber mir taten plötzlich auch die Male leid, wo ich böse wurde, weil du dich wieder mal auf die Toilette gehockt hattest, statt mit abzuwaschen. Um nur ein Beispiel zu nennen. So viel tat mir leid, vor allem am Anfang.
Trotzdem gehen andere Brüder meiner Meinung nach genauso miteinander um. Der einzige Unterschied ist, daß diese Brüder noch leben, und wir nicht mehr. Also … ich meine natürlich, daß du nicht mehr lebst und ich schon noch.

Es ist, als würde dein Zimmer still darauf warten, daß du die Tür aufmachst und hereinkommst, so daß alles, so daß das Leben wieder weitergeht. Schon so lange wartet dein Zimmer vergeblich.
Eigentlich kenne ich dein Zimmer nicht so gut. Als du noch lebtest, kam ich selten oder nie (und in den letzten sechs Monaten bin ich schon manchmal hier gewesen, vor allem um etwas in einem deiner Atlanten nachzuschlagen oder um mir eine Platte zu leihen). Trotzdem sehe ich, daß sich nichts verändert hat. Die Wände hängen noch immer voll mit Fotos aus dem *Musik-Express* und vor allem mit alten und neuen Landkarten.
Ich weiß nicht mehr, wann bei dir diese Spinnerei angefangen hat; Alex wohnte noch bei uns in der Straße, als er dich mit dem Atlantenvirus ansteckte. Plötzlich hast du verkündet, du würdest Entdeckungsreisender werden, obwohl alles schon entdeckt ist, wie die Karten deutlich zeigen. Und wie oft habe ich Alex und dich zusammen auf dem Boden liegen sehen, wie ihr mit dem Zeigefinger im aufgeschlagenen Atlas Weltreisen machtet.
Morgen gehen die Karten ins Feuer. Sie waren wichtig für dich, aber deine Mutter stopft das ganze Zeug ins Feuer. Auch alle anderen Sachen, die du gesammelt hast. Mit deinem Tod haben sie ihren Wert verloren.
Ehrlich gesagt: Ich wüßte auch nicht so schnell, was

ich von dir aufheben wollte. Das Schönste habe ich eigentlich schon. Es ist eine Erinnerung an damals, als du zwölf warst. Nämlich diese: Mam und ich saßen auf dem Sofa vor dem Fernseher und schauten uns einen Dokumentarfilm über Indonesien an. Du nahmst den großen Atlas aus dem Schrank, legtest dich gemütlich vor uns auf den Boden und schlugst die Karte von Südostasien auf. Die Bilder im Fernsehen haben dich nicht im geringsten interessiert, wohl aber, daß auf einer Karte im Maßstab 1:13 500 000 zwischen Sumatra und Java nur zwei Millimeter Wasser liegen, das fandest du spannend. Und dabei hast du ununterbrochen gequasselt: „Mam, wie kommt es, daß Malaysia aus zwei Teilen besteht, die sehr weit voneinander entfernt liegen, während der eine Teil an Borneo festsitzt? Der andere Teil gehört, logisch gesehen, auch zu Indonesien, auch wenn es keine Insel ist. Und was tut Singapur dort? Wohin gehört es? Ist es eine Stadt oder ein Land oder beides? Und warum haben sie durch diese dünne Halbinsel von Birma und Malakka keinen Panamakanal gegraben? Jetzt müssen sie doch ganz außenrum fahren."

„Wir sehen fern", sagte Mam.

„Weißt du es, Luuk?"

„Der Panamakanal ist in Mittelamerika."

„Das weiß ich auch, Idiot. Ich meine natürlich einen Kanal *wie* den Panamakanal."

„Wie auch immer", sagte Mam, „wir sehen jetzt fern. Schau doch mal, wie schön der Borobudur ist."
Aber du sahst nicht hin, du hattest wieder eine Entdeckung gemacht. „Sag, Mam, da gibt es eine Insel im Golf von Thailand, die Ko Kut* heißt. Erlauben die Vereinten Nationen einen solchen Namen?"
Es war dir gelungen, das Schimpfwort, das in unserem Haus unter allen Umständen verboten ist, laut zu sagen, ohne daß du dafür bestraft werden konntest. Was haben wir gelacht, als wir Pap einfach fragen konnten, ob wir in den Ferien nach Ko Kut fahren würden. War es nicht herrlich, wie wir ihm, der behauptet, alles zu wissen, erklärten, daß Ko Kut kein Schimpfwort ist, sondern eine Insel, die es wirklich gibt? Sogar Mam hat mitgelacht.

Solche Erinnerungen brauche ich, Maus. Solche Anekdoten, die so oft wiederholt worden sind, daß sie einem im Kopf festrosten. Du würdest dich wundern, wieviel ich von dir schon vergessen habe. Zuerst meinte ich, ich würde dich absichtlich vergessen, weil ich mich auf diese Art vielleicht leichter daran gewöhnen könnte, daß es dich nicht mehr gibt. Aber ich habe es nicht mit Absicht getan. Eher zufällig. Ich habe es eines Tages gemerkt. Ich ver-

* Kut: im Niederl. derb umgangsprachl. Ausdruck für Vagina.

suchte mich daran zu erinnern, wie deine Stimme klang, und konnte sie in meinem Kopf nicht mehr finden. Weg. Verschwunden. Ich war fast in Panik, denn ich hätte deine Stimme so gern behalten. Ich verstand nicht, wie es möglich war, daß ich mich an dein Gesicht erinnerte, aber nicht an deine Stimme.

Die Antwort liegt eigentlich auf der Hand. Wenn ich versuche, mir dich vorzustellen, sehe ich dich als verschwommenen Schatten im Haus. Ich sehe dein Gesicht nicht, sondern manchmal deine Hand oder deinen Fuß (es ist immer dein Fuß mit der Narbe von dem heruntergefallenen Bügeleisen). Wenn ich dein Gesicht deutlich sehen will, denke ich an ein Foto. An eines der Fotos aus dem Album. Diese Erinnerungsstütze brauche ich, um dich deutlich vor mir zu sehen. Und da es kein Foto von deiner Stimme gibt, nicht mal eine Bandaufnahme, kann ich mich an nichts festhalten. Verstehst du? Vergessen passiert zufällig.

Deshalb ist es sehr wichtig, daß möglichst viele Dinge von dir bleiben. Sie helfen mir, dich klarer zu sehen, zu behalten, daß es für dich mal ein Leben gab, in dem du dich freuen konntest. Das ist ein weiterer Grund, warum dein Tagebuch erhalten bleiben muß. Wenn Mam alles, alles verbrennt und es kommt eines Tages ein Mensch und behauptet, daß es dich nie gegeben hat, dann habe ich den

Beweis in den Händen, daß du wirklich einmal gelebt und gedacht hast.
Ich habe die Tür von deinem Schrank aufgerissen, so hart, daß der Luftzug durch deine Kleider fuhr. Ein paar leere Kleiderbügel schlugen erschrocken aneinander.
Ich betrachtete die Kleidungsstücke, schüttelte den Kopf und dachte: Wie schade, der Junge, der in ihnen dringesteckt hat, ist jetzt raus. Diesen Gedanken fand ich eigentlich ganz schön. Dann bekam ich eine verrückte Idee, na ja, so verrückt war sie gar nicht mal, wenn man bedenkt, daß draußen Karneval ist und alle sich verkleiden. Ich beschloß, meinen eigenen Karneval zu feiern.
Ich zog mich aus und schlüpfte in deine Sachen: in deine verschlissene Jeans, weil man der noch am deutlichsten ansieht, daß der Junge, der mal drinsteckte, jetzt raus ist, und in deinen blauen Pullover mit den Löchern, wo deine Ellenbogen waren.
Man müßte annehmen, daß Brüder, die nur dreizehn Monate auseinander sind, leicht in die gegenseitigen Kleider passen. Wir nicht. Als du dreizehn warst, bist du wie ein Bambus in die Höhe geschossen, während ich einfach nicht wachsen wollte. Nun bin ich sechzehn, und du bist vierzehn geblieben, und noch immer hängen mir deine Ellenbogen und deine Knie zu tief. Ich muß die Beine von deinen Jeans zweimal umschlagen, bevor meine

Füße zum Vorschein kommen. Den Knopf kriege ich sehr leicht zu, aber den Reißverschluß nicht, weil ich einen viel zu dicken Hintern habe (oder einen zu großen Pimmel, das kann auch sein). Es spannt auch an meinen Schultern und Oberschenkeln. Du drückst, Maus. Ist das nicht herrlich? Ich behalte dich an. An diesem Karneval verkleide ich mich als mein Bruder.

Dein Plattenspieler funktioniert noch. Ich wagte ihn kaum anzustellen, denn alles in deinem Zimmer steht schon so lange still. Aber als ich auf den Knopf drückte, ging das Lämpchen an, und der Plattenteller fing an, sich zu drehen.
Ich schaute deinen Stapel Langspielplatten durch, um zu schauen, ob vielleicht welche dabei sind, die ich aufheben möchte. Ah, da war *Clouds* von Joni Mitchell. Ich habe die Platte aus der Hülle genommen und aufgelegt. Dein ganzes Zimmer ist, nach so langer Zeit, wieder voller Musik.
Wenn du morgen Mams Rauchsignale auffängst und diese LP nicht dabei ist, dann weißt du, daß ich sie mir für immer ausgeliehen habe.

There's a sorrow in his eyes
Like the angel made of tin
What will happen if I try
To place another heart in him

Abend

Lieber Maus,

ich bin jetzt wieder in meinem eigenen Zimmer. Eigentlich könnte man sagen, daß ich aus deinem Zimmer geflohen bin. Ich hörte die Haustür und Mams und Paps Stimmen im Flur. Sie waren wieder von dem braven Karnevalsfest im Bowlingclub zurück, und ich wollte nicht, daß sie merkten, daß ich in deinem Zimmer saß und schrieb.
Eigentlich brauchte ich nicht oben an der Treppe zu lauschen, Maus, denn wir wissen beide, was abläuft, wenn sie abends ausgegangen sind. Unser Pap ist in den Keller gegangen, um eine schöne Flasche Wein auszusuchen, unsre Mam hat die Gläser auf Flecken kontrolliert und die saubersten noch mal nachgerieben.
Jetzt sitzen sie im Wohnzimmer und unterhalten sich über den Abend. Ich tippe auf Bourgogne, eine Zigarette und eine abgeschnittene Zigarre. Und wenn letztere geraucht ist, gehen unten die Lichter aus, und in ihrem Schlafzimmer, wo der Kognak wartet, gehen sie an. Wie anders alles auch durch deinen Tod geworden ist, so gleich ist es zugleich geblieben.

Ich möchte Mam wissen lassen, daß ich inzwischen so viele Seiten vollgeschrieben habe, daß das Tagebuch eher meines als deines geworden ist. Daß sie es ganz zerreißen muß, um mich noch herauszubekommen.
Mein Plan ist, zufällig in dein Zimmer zu gehen, wenn Mam die Treppe heraufkommt. Dann wird sie fragen, was ich tue, und dann lasse ich sie beiläufig wissen, daß ich den Streit um dein Tagebuch gewonnen habe.

Ehrlich gesagt war die Rückkehr von Mam und Pap nicht der einzige Grund dafür, daß ich aus deinem Zimmer geflohen bin. Ich hörte es zum fünften Mal aus dem Lautsprecher kommen: „What will happen if I try to place another heart in him.“ Und wer stand da, mitten in deinem Zimmer, in deinem Pullover und in deiner Hose, als probiere ich, mein Herz in deine Kleider zu stecken, als versuche ich, du zu sein? Aber ich bin nicht du und kann es auch nicht werden. Ich war in diesem Moment nur ein Eindringling, der sofort das Feld räumen mußte. Ja, und da kam das Gefühl von Schuld wieder hoch, denn der Gedanke, daß du nur vierzehn Jahre alt werden durftest, ist manchmal doch sehr schlimm, nicht wahr?
Trotzdem ist es zum Glück nicht mehr so wie am Anfang. Damals hatte ich mich schrecklich schuldig

gefühlt, daß du gestorben warst. Nicht daß es meine Schuld gewesen wäre, sondern einfach, weil ein jüngerer Bruder nicht sterben darf. Der ältere hat länger gelebt und muß also eher sterben. Darauf beruhen alle Märchen. So gehört es sich: Der häßliche, gemeine Älteste muß sterben, damit der schöne, liebe Jüngste glücklich wird. Aber ich habe mich geweigert, zu sterben, um für dich ein Held zu werden. Du bist gestorben, und ich habe es zugelassen. Habe einfach zugeschaut.

Ich weiß ja, daß es unsinnig ist, wenn ich mich schuldig fühle, und ich laufe auch nicht gebeugt von Scham auf der Straße herum, aber die Frage, die mir jeden Tag durch den Kopf ging, habe ich Mam und Pap nicht zu stellen gewagt: Hätten sie es nicht lieber gehabt, wenn ich an deiner Stelle gestorben wäre? Blöd, nicht wahr?

Trotzdem behalte ich deine Kleider an. Weil du so schön drückst.

Abend

Lieber Maus,

Mam und Pap liegen jetzt in ihrem Schlafzimmer und schauen sich einen Western an, in dem John Wayne „Schieß doch, du Scheißkerl" ruft.

Als ich Mam die Treppe heraufkommen hörte, machte ich meine Tür auf und ging demonstrativ in dein Zimmer. „Was tust du, Junge?" fragte Mam. „Solltest du nicht langsam ins Bett gehen?"

„Ich habe morgen keine Schule."

„Das weiß ich, aber du hast hoffentlich nicht vergessen, daß du zum Augenarzt mußt."

„Natürlich habe ich das nicht vergessen", sagte ich.

„Es ist bestimmt nicht so schlimm", sagte Mam. Sie streichelte mir mit dem Handrücken über die Wange. Das tut sie öfter, und sie meint es lieb, aber sie vergißt immer, daß sie einen Diamantring am Finger hat, und der ritzt.

„Was willst du denn in seinem Zimmer?"

„Ich schaue nach, ob es noch etwas gibt, was ich aufheben möchte, und außerdem habe ich inzwischen so viel geschrieben, daß das Tagebuch schon mehr meines ist als das von Marius. Es hat also keinen Sinn, meine Seiten herauszureißen. Dann machst du einfach alles kaputt."

Sie legte den Kopf kokett auf die Seite, zog die Mundwinkel hoch und sagte: „Schätzchen, dann kann ich doch noch immer die paar Seiten von deinem Bruder rausreißen, nicht wahr? Wie viele sind es, hast du gesagt?“ Ich rollte mit den Augen, so als würde ich sagen: Frau-hau-ab. Dann ging ich ins Zimmer und machte das Licht an. Mam kam mir nach. „Ja, Junge, tu einfach, als wäre ich nicht ganz richtig im Kopf“, sagte sie ruhig. „Hauptsache, du verstehst, daß ich es für einen üblen Streich halte, daß du sein Tagebuch geklaut hast. Ich hatte es dir ausdrücklich verboten, an seine Schreibtischsachen zu gehen, und du hast es doch getan.“

„Na und?“

„Sein Tagebuch ist privat. Davon hast du die Finger zu lassen.“

„Ich habe nichts gelesen.“

„Darum geht es überhaupt nicht. Ich lasse doch auch die Finger von deinem Tagebuch, oder?“

„Woher weißt du, daß ich ein Tagebuch habe?“ fragte ich mißtrauisch.

„Das weiß ich“, sagte sie, „weil du mich mal hysterisch angeschrien hast, daß du in deinem Tagebuch die ganze Wahrheit über mich geschrieben hättest, damit die Leute nach unserem Tod erfahren, was für eine Mistmutter ich gewesen bin.“

„Das stimmt auch“, sagte ich ruhig.

„Wenn du nur weißt, daß eine Mistmutter manchmal auch nützlich sein kann", sagte Mam mit dem Kichern von ein paar Gläsern Sherry und Wein. „Wäre ich eine katzenfreundliche Mutter, wäre ich gar nicht in deinem Tagebuch gelandet. Jetzt hast du wenigstens ein schönes Thema, über das du schreiben kannst." Dann drehte sie sich um und wollte zur Tür gehen. Sie sah eine gerahmte Zeichnung verkehrt herum an der Wand lehnen und hob sie hoch. Es war das Bild des Baums aus dem Jahr 1970.

„Vergißt du auch nicht, das da mitzunehmen in dein Zimmer?"

„Ich habe das Bild Marius geschenkt, es gehört also nicht mehr mir. Du kannst es morgen ruhig verbrennen."

„Stell dich nicht so an", sagte Mam. „Wenn du deine Zulassungsprüfung für die Kunstakademie machen mußt, wäre es doch schade, wenn du dieses Bild nicht zeigen würdest."

„Trotzdem will ich es nicht mehr haben", sagte ich. Mam zuckte mit den Schultern, stellte die Zeichnung mit dem Bild nach vorne wieder an die Wand und ging zur Tür. Sie hatte die Klinke schon in der Hand, als sie sich noch einmal umdrehte. „Ach ja, noch was, Schatz."

„Ja?"

„Erwartest du heute abend noch Besuch?"

„Nein, wieso?"

„Dein Hosenlatz steht so einladend offen."

Ich wurde so rot wie eine rote Rübe, aber das sah Mam zum Glück nicht mehr, weil sie das Zimmer bereits verlassen hatte. Ich drehte die Zeichnung wieder um, ich wollte sie nie mehr sehen.

Maus, wie schlimm würdest du es finden, wenn ich lese, was du geschrieben hast? Ganz schlimm/ein kleines bißchen/überhaupt nicht/recht gut? Wenn ich nämlich auf die Seiten schreibe, die du vollgeschrieben hast, zwischen die Zeilen und Wörter und auf den Rand und überall, wo noch Platz ist, dann kann Mam deinen Teil nicht mehr von meinem trennen. Und so rette ich dein Tagebuch, denn es muß überleben. All das andere, die Fotos, die Sachen an der Wand und deine Kleider sagen nur, daß es dich gegeben hat, aber nicht, wie du warst und was du dachtest und fühltest. Jedenfalls nicht in Worten. Deshalb muß Mam die Finger von diesem Tagebuch lassen. Es darf nicht verlorengehen, nur weil sie deine Privatsphäre bis in den Tod schützen will. Du willst doch auch, daß etwas von dir auf der Welt bestehen bleibt, Maus? Verstehst du, daß ich, wenn ich zwischen den Zeilen schreibe, gar nicht anders kann, als das zu lesen, was da schon steht? Ich habe keine Erlaubnis, das zu lesen, was du geschrieben hast, aber ich tue es doch, selbst wenn es ein Gesetz gibt, das es verbietet. Und ich muß ehrlich zugeben, daß ich sehr viel Lust darauf habe.

Mitternacht

Der Maus hat Geburtstag, drum sind wir alle da, der Maus hat Geburtstag, hurra, hurra, hurra. Herzlichen Glückwunsch zum Geburtstag, gerade hat der fünfte März begonnen. Fünfzehn wärst du jetzt geworden. Ich habe das Licht ausgemacht und ein paar Kerzen angezündet. Für dich, Maus. Auch wenn es kein Fest ist, ich bin zu Besuch gekommen.

(FREITAG, 5. MÄRZ 1971) Heute bin ich dreizehn geworden.

Noch mal herzlichen Glückwunsch, auch wenn es der Geburtstag von vor zwei Jahren ist.

Das Schönste, was ich bekommen habe – von Mam und Pap – ist eine alte Weltkarte von damals, als die Welt noch nicht ganz entdeckt war. – Es ist keine echte alte Karte, sondern eine Kopie, sie ist also nicht so viel wert. Trotzdem ist es sehr schön, daß Mam danach gesucht hat.
Damals konnte man die Meere befahren und plötzlich auf die Küste Amerikas stoßen – das war nicht wirklich „entdecken", denn es wohnten schon Menschen dort, sie hatten das Land also längst entdeckt.

Ja, die Indianer waren Kolumbus zuvorgekommen. Und wir stammen von ihnen ab.

Ich habe gelesen, daß die Menschen dort sehr viel früher hingekommen sind, indem sie von Rußland über das Eis nach Alaska zogen. Doch jetzt habe ich im Fernsehen gesehen, daß die Welt nicht immer so war, wie sie ist, und das bedeutet, daß die Menschen vielleicht auf eine ganz andere Art über die Welt verstreut wurden. Die Kontinente hingen früher nämlich mal zusammen, und dieser eine Weltteil hieß Pangaea – das ist Griechisch und man spricht es Pan-gaja aus. Es bedeutet so etwas Ähnliches wie Zusammen-Erde.
Oder nein, damals hatte man dafür keinen Namen, denn ganz am Anfang, vor Millionen von Jahren, gab es noch nicht mal Menschen, oder wenn es sie gegeben hat, haben sie ihre Sprache nicht aufgeschrieben. Oder sie haben vielleicht etwas aufgeschrieben, und das ist dann verlorengegangen. Jedenfalls lag Westeuropa nicht am Meer, sondern war mit Amerika verbunden, und England war noch keine Insel. Dann, eines Tages, brach Pangaea aus irgendeinem Grund in Stücke, und im Lauf der Zeit sind die Kontinente auseinandergetrieben.

Genau wie wir. Wir treiben auch auseinander, genau wie die Kontinente von Pangaea. Du bleibst für immer vierzehn Jahre alt, und ich bin, ob ich es will oder nicht, schon bis sechzehn getrieben.

Wenn es damals schon Menschen gab, zum Beispiel Neandertaler, kann es gut sein, daß sie schon wohnten, wo sie wohnten, und einfach voneinander weggetrieben wurden, daß sie also nicht tagelang laufen mußten, um in einer anderen Welt ein anderes Volk anzufangen. Und das Besondere ist, daß die Kontinente noch immer treiben! Also an irgendeinem Tag in der fernen, fernen Zukunft stoßen sie wieder zusammen, aber dann ist alles umgedreht, denn was früher die Küste von Pangaea war, wird aneinandergedrückt und zu Bergen hochgeschoben, so wie es war, als Indien gegen Asien stieß, wodurch das Himalajagebirge entstand. Und was früher eine Bruchlinie war, wird Küstengebiet. Ost wird West, und West wird Ost. Dann wird Japan zwischen Asien und Amerika zu einem hohen Berg. Dann gibt es ein großes Problem. Denn Japan heißt das Land der aufgehenden Sonne, aber wie geht das, wenn Japan keine Insel im Meer mehr ist, sondern eine Art Verkehrsinsel zwischen Sibirien und den Rocky Mountains? Ich nehme an, daß die Sonne dann irgendwo anders aufgeht, auch wenn ich nicht weiß, wo.
Von Oma habe ich ein Abo vom Musik-Express *bekommen, außerdem habe ich Plattengutscheine gekriegt und von Luuk das Tagebuch. Wie ist er nur auf diese Idee gekommen?*

Ach.

Ich habe mir nie ein Tagebuch gewünscht und ich habe auch nicht vor, regelmäßig Tagebuch zu schreiben.

Das ist keine wirkliche Überraschung, Maus. Es ist mir beim Durchblättern natürlich aufgefallen, daß du nicht allzuviel geschrieben hast.

Ich glaube, Luuk will, daß ich mich auf das Schreiben konzentriere, damit ich nicht an meinen zitternden kleinen Finger denke – das Blöde ist übrigens, daß mein linker kleiner Finger zittert und ich mit der rechten Hand schreibe!
Aber ein Tagebuch? „Wie schön, ein Tagebuch!" habe ich gerufen. Aber ich werde nicht wirklich Tagebuch schreiben, denn mir gefällt Schreiben nicht, also erzähle ich, wie mein Geburtstag war: Wir aßen Hühnchen und sonst nichts, ich mußte also nicht dauernd zwischen dem Nagen meine Finger abwischen, und ich bin mit der halben Klasse im Kino gewesen. Es war schön, und damit Schluß. So, hier endet mein Tagebuch.

Schade, daß es kein gutes Geschenk war, aber du hast das Tagebuch nicht aus dem Grund bekommen, den du angegeben hast.
Ich erinnere mich, daß du und ich vor zwei Jahren, irgendwann um meinen Geburtstag herum, am Tisch saßen und mir auffiel, daß dein linker kleiner Finger wackelte. Ich sagte, du sollest die Hand hochheben, und es sah wirklich verrückt aus: Neun Finger standen still und nur der kleine bewegte sich.

„Ist das ein Trick?“ fragte ich noch. „Du bewegst deinen kleinen Finger so komisch.“
„Ich kann es nicht ändern“, sagtest du. „Das tut er von alleine.“
Wir riefen Mam dazu, und sie fragte: „Wie ist es möglich, daß nur dein einer Finger wackelt?“
„Das weiß ich nicht“, sagtest du. „Aber ich finde es auch komisch.“
Ach, was war das schon, ein wackelnder kleiner Finger? Er tat nicht weh, und du hattest keine wirklichen Schwierigkeiten damit – eine kleine Unbequemlichkeit. Ich hielt es damals für viel Lärm um nichts, aber Mam schleppte dich zum Arzt, und der sagte, es wären Anspannungen. An deinem Zeugnis mit lauter Einsern und Zweiern war davon nichts zu merken, trotzdem dachte ich damals, es wäre eine gute Idee, wenn du ein Tagebuch bekommst, dann könntest du deine Spannungen im Schreiben lösen. Ich habe selbst auch ein Tagebuch, aber das habe ich, weil ich oft mit niemandem reden und trotzdem etwas sagen will.

(DIENSTAG, 12. OKTOBER 1971) Ich habe nichts zu tun.

Ein halbes Jahr später! Zwischen März und Oktober hast du nicht ein einziges Mal Tagebuch geschrieben. Tut mir leid, daß mein Geschenk so beknackt war.

Ich habe überhaupt nichts zu tun, und ich langweile mich schrecklich. Ich bin die Treppe runtergefallen und habe mir den Knöchel verstaucht.

Weil das Gezitter sehr langsam schlimmer wurde, ist es uns nicht so aufgefallen, aber im Oktober zitterte deine linke Hand wie die von einem alten Mann. Vielleicht hast du deshalb beim Geländer danebengegriffen und bist gestolpert.

Ich darf nicht mit meinem Fuß auftreten, also brauche ich nicht in die Schule. Niemand ist zu Hause, und ich kann prima humpeln, also schnüffle ich ein bißchen im Haus rum. Ja, das muß ich tun, denn hier erzählt mir nie jemand was. Ich leide an einem chronischen Informationsmangel.

Witzig. Das hast du von Mam geklaut. Zur Zeit hat sie keinen „chronischen Mangel“, aber sie macht aus ganz normalen Formulierungen etwas Zweideutiges. Wenn sie sich mit jemandem unterhält und ein anderer mischt sich mit der Entschuldigung ein: „Darf ich mal schnell dazwischen?“, dann schlägt sie demonstrativ die Beine übereinander und sagt: „Hier? Sofort? Kannst du nicht warten, bis wir allein sind?“ Ja, ja, lach nur.

Erst habe ich in meinem eigenen Zimmer rumgeschnüffelt …

Lach doch! Mam und Tante Kees waren am letzten Wochenende in einer Kneipe und haben ein gemütliches Gläschen miteinander getrunken (oder sechs). Dann mußte Mam dringend auf die Toilette, und während sie erleichtert pinkelte, merkte sie, daß sie den Deckel nicht hochgeklappt hatte, und alles floß auf den Boden um das Klo. Sie versuchte so schnell wie möglich aufzuhören mit dem Pinkeln, aber ihre Hose war schon naß und der Boden überschwemmt. Mam zog ihren nassen Slip aus, stopfte ihn in ihre Tasche und verließ, zu geknickt, um das Ganze in Ordnung zu bringen, die vorher blitzsaubere Toilette. Davor stand Tante Kees und trat unruhig von einem Fuß auf den anderen, weil sie ebenfalls dringend mußte. Und unsere Mam sagte: „Weißt du, Kees, wenn ich du wäre, würde ich es mir verkneifen, die Toiletten hier sind schrecklich schmutzig."
Lach nur. Es gibt ein Fest, nebenbei, dein eigener Geburtstag! Und außerdem ist noch Karneval. Draußen feiern sie deinen Geburtstag, ohne daß sie es wissen.

... und da habe ich das blöde Tagebuch wiedergefunden.

Nun ja, dann eben nicht.

Ich habe noch mal gelesen, was ich geschrieben habe, und ich habe wirklich recht, daß ich kein Tagebuch schreiben will. Wenn ich jetzt lese: „Ich nehme an, daß die Sonne dann irgendwo anders aufgeht", kommt es mir vor, als hätte das jemand mit einem Dachschaden geschrieben, denn die Sonne kann gar nicht woanders aufgehen. Und daß ich jetzt doch dasitze und schreibe, liegt daran, daß ich Angst habe, für blöd gehalten zu werden, wenn jemand diesen Satz liest, ohne daß ich dazuschreibe, daß ich es nicht so gemeint habe. Ich glaube also nicht wirklich, daß die Sonne irgendwo anders aufgehen wird.

Es klingt aber schön: die Sonne, die irgendwo anders aufgeht.

Ich habe meine Schnüffeltour im Schlafzimmer von Mam und Pap fortgesetzt. Dabei habe ich 2 sehr interessante Sachen gefunden, nämlich:
– 1 Sexheft im Wäscheschrank, ein ganz schmutziges, bestimmt zwanzig nackte Frauen mit wunderbaren Lockenfrisuren, was gar nicht geht, wenn man sich gerade die Kleider ausgezogen hat. Und sie haben auch noch übertrieben viel Make-up! In dem Heft waren auch Anzeigen von Leuten, die alles mögliche Schmutzige miteinander machen wollen, aber „keine fin. Ab.". Ich muß herausfinden, was das heißt, es muß etwas sehr Schmutziges sein, wenn keiner das will.
– 1 Kondom in der Nachttischschublade. Unsere Mam und unser Pap tun es also. Oder sie tun es nicht, denn es war ein unbenutztes Kondom.

Das eklige Heft im Wäscheschrank kenne ich, und ich wußte erst auch nicht, was „keine fin. Ab." bedeutet. Ich dachte, es hätte vielleicht etwas mit finnischer Sauna zu tun, aber inzwischen habe ich es herausbekommen. Es bedeutet: keine finanziellen Absichten. Ja, für mich war das auch eine große Enttäuschung.

Danach habe ich mich noch in Luuks Zimmer umgeschaut …

Wo du überhaupt nichts zu suchen hattest!

… und habe unter dem Löschblatt auf seinem Schreibtisch ein seltsames Briefchen gefunden.

O nein! Nicht schon wieder! Wir wollen es an diesem besonderen Tag doch gemütlich haben.

Es ist ein Entwurf zu einem Brief, der an Mam und Pap gerichtet ist. Ich habe ihn gelesen, und es steht drin, was ich mir schon gedacht habe, nämlich daß Luuk Jungen mehr mag als Mädchen …

Woher nimmst du das Recht, solche Lügen über mich zu schreiben? Laß deine Finger von mir!

… und das findet er sehr schlimm für sie, und er schreibt, daß er sie beide sehr lieb hat, wo er sie doch in Wirklichkeit

den ganzen Tag giftig anschaut, weil sie ihn – vor allem Mam – nicht genug in Ruhe lassen. Jetzt habe ich 1 Geheimnis von Luuk herausgefunden,

Nein, nein, du hast mir diesen idiotischen Entwurf gestohlen. Gestohlen!

und das ist gut so, denn er hat bestimmt noch 99 übrig. Wenn nicht noch mehr. Luuk sammelt nämlich Geheimnisse. Sein ganzes Leben ist 1 großes Geheimnis. So geheim, daß er sich, wenn er heimkommt, nicht gemütlich mit uns an den Tisch setzt, um zu erzählen, wie es in der Schule war. Fragt Mam ihn danach, dann gibt er immer die gleiche Antwort: „Normal." Er setzt sich selbst Teewasser auf, rennt mit einer dampfenden Tasse die Treppe hinauf und schließt sich in seinem Zimmer ein. Er kommt nur heraus, wenn er eine zweite Tasse Tee will.

Ich muß doch meine Hausaufgaben machen, oder?

Mam hat schon öfter gefragt, warum Luuk nicht gleich die ganze Teekanne mit hinaufnimmt.
„Dann würde ich gar nicht mehr runterkommen", hat er gesagt. Wir haben es also der Teekanne auf der Anrichte zu verdanken, daß wir Luuk manchmal zu sehen bekommen.
Und was werde ich jetzt tun?

Oh, so funktioniert das, Marius? Du schmierst eine Lüge aufs Papier und gehst dann zur Tagesordnung über. Mach nur so weiter! Wenn du überall Märchen herumerzählst, weiß ich wirklich nicht, ob ich noch Lust habe, dein Tagebuch zu retten.

(SAMSTAG, 16. OKTOBER 1971) Ich habe dieses Tagebuch von Luuk bekommen. Bestimmt wollte er, daß ich über ihn schreibe. Nun, damit bin ich gleich fertig! Ich habe nämlich mit Luuk über den Entwurf gesprochen, den ich gefunden habe, und er hat alles geleugnet!

Ich will nicht darüber sprechen, Marius. Wenn du jetzt nicht aufhörst, dann tue ich es.

Er hat es also knallhart abgeleugnet, und ich verstehe nicht, warum.

Aufhören!

Was hat es für einen Sinn zu leugnen, was man im übrigen schwarz auf weiß geschrieben hat?

Ho! Ich sage es zum letzten Mal: Laß deine Finger von mir!

Ich bin sehr böse auf ihn.

Böse? Du? Hätte ich nicht mehr Grund, böse zu sein? Du bist wie ein ordinärer Dieb bei mir eingebrochen und hast einen Entwurf gestohlen.

Ich lag in Mamas Bett und habe ferngesehen, und Luuk hat mir ein Glas Limonade gebracht. Er wollte sofort wieder gehen, deshalb sagte ich schnell: „Ich weiß es schon, du brauchst vor mir keine Geheimnisse zu haben."

Du hast mich angeschaut und dabei ganz provozierend gelacht.
Ich war sofort gereizt.

„Wovon redest du?" hat er gefragt.
Geheimnisvoll habe ich gesagt: „Ich habe es gelesen."
„Was?" hat er gefragt.
„Den Brief", habe ich gesagt.
„Welchen Brief?"
„Den Brief, den du geschrieben hast."
„Ich schreibe so viele Briefe", sagte Luuk.
„Oh, aber bestimmt nicht so interessante Briefe wie den an Mam und Pap."
Dann habe ich ihm gesagt, welchen Brief ich meinte.

Nein, du hast mich noch eine ganze Weile gequält mit Sprüchen wie: „Ja-das-tätest-du-gerne-wissen-was?"

Endlich hast du dann gesagt, daß es um einen „herumliegenden“ Entwurf ging, den du in meinem Zimmer gefunden hattest.

Er wurde sofort wütend und versuchte, von etwas anderem zu sprechen.
„Was hast du in meinem Zimmer zu suchen?“ rief er. „Ich will nicht, daß du in mein Zimmer kommst, und erst recht nicht, wenn ich nicht da bin! Und ich will nicht, daß du mit deinen dreckigen Fingern an meine Sachen gehst!“

Übrigens, du hast auch noch gesagt: „Dann laß doch nicht alles herumliegen.“

Dann hat er mir Ausreden aufgetischt, daß er Mädchen besonders nett findet und so.

Ich finde Mädchen großartig, daran ist kein Wort gelogen.

„Auch so, um mit ihnen ins Bett zu gehen?“ fragte ich. „Es ist idiotisch, Mädchen nur als Puppen zu sehen, mit denen man Sex machen kann!“ rief Luuk. Aber ich redete natürlich nicht über Frauenemanzipation. Ich meinte das, was ein Junge und ein Mädchen im Bett miteinander machen, ohne Gleichberechtigungsdiskussionen und so.

„Vorläufig nicht", sagte er. Das war eine blöde Bemerkung.

Ich war erst vierzehn!

Er wollte nicht weiter darüber sprechen. Er soll bloß nicht glauben, daß ich verrückt bin, denn ich glaube ihm jetzt wirklich nicht mehr, daß er es lieber mit einem Mädchen macht. Ich habe den Brief mit eigenen Augen gesehen, und ich kann es nicht leiden, daß Luuk mich einfach anlügt.

Ich bin wirklich erstaunt, daß du das alles in dein Tagebuch geschrieben hast. Hätte ich das gewußt, hätte ich mit meiner Rettungsaktion bestimmt nicht begonnen. Es ist zwar wichtig, daß deine Gedanken bewahrt bleiben, aber nicht, wenn es sich um Mist handelt. Ich weiß jetzt nicht mehr genau, ob ich weiterlesen und -schreiben will.

Das ist sein Problem. Er kennt nämlich nur zwei Lösungen für alles: entweder schweigen oder lügen.

Nur wenn ich aus irgendeinem Grund die Wahrheit nicht sagen kann oder will.

Früher hatten Luuk und ich keine Geheimnisse voreinander.

Doch, natürlich.

Früher konnten wir alles miteinander besprechen.

Aber nein.

Jetzt nicht mehr. Schon lange nicht mehr. Luuk sitzt den ganzen Tag allein in seinem Zimmer, und wenn ich es mal wage, den Kopf durch die Tür zu stecken, schaut er mich an, als wünschte er, er hätte ein Beil. Mir bringt es nichts mehr, daß wir Brüder sind. Ich finde ihn blöd, weil er nie Zeit für mich hat.

Tut mir leid, du Arschloch.

Ich möchte ihm etwas Wichtiges sagen, aber ich finde keine Gelegenheit dazu. Den ganzen Tag sitzt er da und malt, und ich würde so gerne auch wissen, was ich mal werden soll …

Das weiß ich überhaupt nicht so sicher! Jeder denkt automatisch, daß ich auf eine Kunstakademie gehen werde, ohne mich jemals zu fragen. Eigentlich ist es so, daß ich nichts anderes kann als zeichnen, also muß ich wohl Maler werden.

… und genau wie Luuk jeden Abend an einem Beruf für später arbeiten, aber ich weiß nicht, was ich werden will.

Ich weiß nur, welche Berufe mir nicht gefallen, ich werde jetzt nicht die ganze Liste von Anwalt bis Zimmermann aufschreiben. Es ist besser, die Berufe aufzuschreiben, die mir sehr vielleicht ein ganz kleines bißchen gefallen könnten, nämlich:
– Archäologe – denn da darf man im Boden wühlen und Erinnerungen an die Geschichte herausholen.
– Kapitän bei der Marine – auch wenn mir das Militär eigentlich nicht gefällt. Aber Kapitän auf einem Frachter oder auf einem Rheinkahn oder so kommt mir so unbedeutend vor.
– Entdeckungsreisender – auch wenn es meiner Meinung nach kein Land mehr gibt, das noch nicht entdeckt worden ist. Aber einen Stern im Weltraum entdecken, das wäre schön.
Auf jeden Fall etwas, was mit Erdkunde zu tun hat, das ist mein Lieblingsfach. Schon allein das Wort „Erosion", das ist schöner als das schönste Gedicht.

Du hast recht.

(SAMSTAG, 12. NOVEMBER 1971) Heute abend waren Luuk und ich allein zu Hause.

Geht es schon wieder um uns?

Wir haben gemütlich zusammen ferngesehen, und Luuk hat Lachspaste für mich gemacht und sie mir sogar auf ein

Butterbrot geschmiert, weil ich das im Moment wegen dem Zittern nicht so gut kann.

Ich wurde ganz nervös, wenn du mit deinen zittrigen Fingern eine Dose mit so messerscharfen Rändern aufgemacht hast. Deshalb tat ich es lieber selbst. Übrigens: Du hast nur den Inhalt der Dose mit Mayonnaise gemischt, ohne vorher die Hautstückchen, Gräten und Wirbel rauszunehmen. Das hat mir aber nicht geschmeckt.

Ich fühlte, daß der passende Moment gekommen war, wieder mal über uns beide zu sprechen, und ich beschloß, offen zu sein. Ich sagte: „Ich glaube, ich bin in einen Jungen verliebt." Und was hat dieser idiotische Luuk geantwortet?

Nun?

„Ach, wie nett."

Ich glaube nicht, daß ich das gesagt habe.

„Ich meine es ernst", sagte ich.
„Das bildest du dir nur ein."
„Wieso bilde ich mir das ein?"
„Du bist erst 13", sagte Luuk, „in dem Alter kann man solche Sachen noch nicht wissen."

Habe ich das wirklich gesagt?

„Weißt du es denn erst, seit du 14 bist?" fragte ich, um ihn herauszufordern.

Wenn du willst, daß dein Tagebuch erhalten bleibt, mußt du aber auch etwas dafür tun.

„Hör auf mit dem Quatsch. Ich bin in Helke verliebt", rief er.
„Und dieser Brief?"
„Hör doch mit diesem Brief auf", sagte Luuk. „Ich habe gedacht, ich wäre in einen Jungen aus meiner Klasse verliebt, aber dann habe ich mich in Helke verliebt. Ich war durcheinander. Es war ein Briefversuch, er ist nie zu einem richtigen Brief geworden."

Habe ich das gesagt? Ja, wird wohl so sein.

Das war eine ganz andere Antwort, als er zuerst gegeben hatte, also hatte ich den Beweis, daß er log. Trotzdem kam ich mit Luuk kein bißchen weiter.
„Du bist vielleicht auf der Suche nach dir selbst", sagte er. „Das ist ganz normal."
Ich hätte ihn erschießen können, meinen Bruder, der grade mal ein Jahr älter ist und tut, als wäre ich ein kleiner Junge. Hätte er nicht so ein freundliches Gesicht gemacht, ich hätte ihn umgetreten.

Ich habe in der vergangenen Woche lange darüber nachgedacht, denn falls Luuk und ich beide so sind, dann liegt es wahrscheinlich an unserer Erziehung …

Unsinn. So was sollst du nicht glauben.

… und wir sind nicht schuld daran.

An so etwas ist niemand schuld.

Ich dachte, wir hätten einen Grund gefunden, wieder Brüder zu sein, so wie früher, aber Luuk sah es nicht so.
Ehrlich gesagt, ich hatte es mir schön vorgestellt, wie Luuk und ich eines Tages zu Mam und Pap gehen würden, um ihnen die Neuigkeit mitzuteilen: „Wir sind beide Homos, schön, was?“

Verrückt!

Aber Luuk sagte: „Du hast immer eine Freundin.“
Ich sagte: „Ich finde Mädchen auch sehr nett, aber ich bin verliebter in einen Jungen.“
„Das kann immer mal passieren“, sagte Luuk. „Aber kannst du dich auch in ein Mädchen verlieben?“
„Manchmal schon.“
„Siehst du! Du hast dich zufällig zwischen den Mädchen auch mal in einen Jungen verliebt“, sagte Luuk, aber

meiner Meinung nach stimmt das nicht. Meine Sehnsucht, in Alex' Nähe zu sein …

Alex? Du meinst doch nicht unseren Alex, den, der früher in unserer Straße gewohnt hat? Den Atlas-Alex?

… ist bestimmt 100 000 000mal größer als meine Sehnsucht nach Marjan. Mit ihr bin ich eigentlich nur der Form halber zusammen. Damit jeder sieht, daß ich, wenn ich will, ein Mädchen bekommen kann.
Trotzdem wußte ich einen Moment nicht, was ich sagen sollte, denn es ist möglich, daß Luuk recht hat. Ich habe erst gemerkt, daß ich vielleicht so sein könnte, als ich mich in Alex verliebt habe. Aber es paßt mir überhaupt nicht, daß Luuk einfach für mich beschließt, daß es vielleicht vorbeigeht. Oder eigentlich sagt er, daß es nicht wahr ist, was ich fühle. Und das ist eine Beleidigung, denn es ist wahr. Ich lasse mir das nicht einfach wegnehmen!

Recht hast du.

(SAMSTAG, 15. JANUAR 1972) Ich verstehe es nicht. Voriges Jahr haben Luuk und ich miteinander geredet …

Kannst du nicht über etwas anderes schreiben? Warum schreibst du nicht über Atlas-Alex, wenn du so schrecklich verliebt in ihn bist? Warum geht es immer wieder um mich?

... und seither tut er, als gäbe es mich nicht mehr. Er hockt nun wirklich immer in seinem Zimmer. Oder er sitzt auf einem Dach oder in einem Baum. Dann ist er jedenfalls sicher vor mir, denn ich habe Höhenangst.

Ich klettere nun mal gerne. Das hat nichts mit deiner Höhenangst zu tun.

Ich habe ihn schon ein paarmal gefragt, warum er immer auf alles hinaufklettert. Gegen seine Antwort konnte ich nichts vorbringen. „Weil ich es kann."

In der Tat, weil ich es kann. Das ist alles. (Wenn ich auf der Akademie nicht angenommen werde, kann ich immer noch Kirchturmkaminkehrer werden.)

Aber wenn er mal zum Fernsehen herunterkommt und sieht, daß ich im Zimmer bin, geht er schnell wieder hinauf. Habe ich vielleicht die Pest oder so?

Oh, ich wußte nicht, daß du es gemerkt hast. Tut mir leid, Maus.

Ich habe gedacht, wenn ich zu Luuk sage, daß ich vielleicht auch so bin, würde es ihm leichter fallen, zuzugeben, daß er es auch ist. Aber nein. Das Gegenteil scheint der Fall zu sein. Als hätte ich ihn verjagt!

Tja, was soll ich darauf sagen?

Ich möchte gerne mit ihm darüber sprechen, was ich erlebe und fühle, aber es geht nicht. Luuk dafür die Schuld zu geben, ist auch nicht ganz fair, denn ich finde zur Zeit nur schwer die Wörter, die ich sagen möchte. Hm, nein, es ist anders. Ich kann die Wörter zwar finden, und ich kann sie auch aufschreiben, aber ich kann sie oft nicht aussprechen. Eine Sekunde bevor ich das Wort sagen möchte, denke ich plötzlich, daß es falsch ist oder daß ich einen Fehler machen werde. Und sogar wenn ich es aufgeschrieben habe und es mir anschaue, weiß ich manchmal plötzlich nicht, wie man es ausspricht. Ungefähr so wie mit „Blumentopferde". Du weißt, daß es „Blumen-topf-erde" ist, aber plötzlich beginnst du zu zweifeln. Hieß es nicht vielleicht doch „Blumento-pferde"? Und weil ich Angst habe, mich zu blamieren, schlucke ich lieber runter, was ich sagen wollte. Ich weiß nicht, ob das etwas mit meinem Zittern oder mit dem Erwachsenwerden zu tun hat. Erwachsene verlieren ihre Phantasie, habe ich gehört, vielleicht ist es also das. Wer kann das wissen?

Du bist immer öfter verstummt. Dann hast du einen Satz angefangen und mittendrin aufgehört, hast ein Mona-Lisa-Lächeln auf dein Gesicht gezaubert und geheimnisvoll geschwiegen. War es, weil du das Wort, das du sagen wolltest, verloren hattest? Ich dachte damals, du tätest es absichtlich, um uns zu ärgern. Es war, als wüßtest du genau, was mit dir los war, und würdest uns mit dem Lächeln klarmachen, daß du es uns nur nicht sagen wolltest.

Mam zieht nun schon fast ein Jahr mit mir von einem Arzt zum anderen. Es ist immer dasselbe Lied. Der Typ betastet erst meinen Körper und sagt dann, daß er nichts feststellen könne. Dann schaut er Mam an, die ihm einen schrecklich verächtlichen Blick zuwirft, weil Ärzte, die nichts finden, in ihren Augen nun mal nichts taugen. Und plötzlich weiß er dann genau, was mir fehlt.

Oh, darf ich raten, Maus? Darf ich? Darf ich? „Gnädige Frau, mit einer Mutter wie Ihnen würde ich auch verrückt werden.“ War es so etwas Ähnliches, Maus?

Nämlich daß die Situation zu Hause nicht optimal ist und daß ich nicht genug Aufmerksamkeit bekomme, deshalb sei ich psychisch aus dem Gleichgewicht. Davon komme also mein Zittern. Sagen sie alle.

(SONNTAG, 13. FEBRUAR 1972) Früher …

Du hast meinen fünfzehnten Geburtstag ausgelassen, Maus.

... wollte ich Kapitän werden (oder noch lieber Seeräuber – in diesem Karneval gehe ich als Seeräuber) ...

Darüber würde ich lieber schweigen. Alex war dabei, und er hat mich schrecklich beleidigt, indem er mich weggeschickt hat. Ich habe Alex eigentlich nie gemocht.

... aber ich kann es eigentlich vergessen, auch nur Kapitän auf einem Ruderboot zu werden. Ich werde schon ganz seekrank von meinem ewigen Gezitter.

Inzwischen hat dein linker Arm rumgehampelt, und manchmal, ganz selten, begann sogar dein Kopf zu zittern.
Wenn ich mich zurückerinnere, erstaunt es mich, wie langsam es dir am Anfang schlechter ging. Wir hatten genug Zeit, uns daran zu gewöhnen.

Es ist, als würden strudelnde Wellen heimtückisch durch meinen Körper strömen, schnell, rasend schnell. Und ich habe das Gefühl, daß ich immer kurz davor bin zu ertrinken. Ich denke, daß meine Muskelschmerzen von meinen hochgezogenen Schultern kommen, obwohl ich im Spiegel gesehen habe, daß ich sie kaum hochziehe. Und ich habe es satt, daß jeder mich ungefragt auszuhorchen versucht. „Wie geht es dir?“ – „Hast du Probleme?“ – „Geht es nicht gut in der Schule?“ – „Was ist los?“ Ja, dann ziehe ich die Schultern hoch, denn ich weiß es nicht, ich weiß es nicht, ich weiß es nicht! Ich wünschte, sie würden mir mal zuhören! Und Mam und Luuk streiten sich deswegen. Mam sagt, daß ich krank bin, und Luuk findet es schlimm für mich, daß sie das laut ausspricht, deshalb sagt er, ich hätte einfach nur Probleme.

Ich dachte, Mam meinte, du wärst verrückt, und das fand ich so schlimm für dich. Sie schleppte dich von einem Arzt zum anderen, und sie beschimpfte sie, weil sie nichts fanden.

Und ich sage nichts.

Und alle Doktoren riefen im Chor: „Marius spinnt, er ist dumm, mit ’nem Löffel im Mund und ’ner Gabel im Po läuft er in der Welt herum.“

Ich kümmere mich nicht mal mehr darum, denn ich weiß es auch nicht. Und Pap zieht wirklich die Schultern hoch. Zur Zeit flieht er, wann immer er eine Gelegenheit dazu findet, in die Garage, um die gesammelten Kleider für Afrika zu sortieren. Und Luuk fragte: „Ist es nicht viel bequemer, wenn sie einfach wieder nackig rumlaufen, so wie früher, zumal es da doch so warm ist? Oder ist das

Gott nicht mehr recht?" Er bekam eine Ohrfeige, doch das war ihm egal. Er sagte zu mir: „Jetzt stehen wir alle beide auf wackeligen Beinen."

Ich kann mich nicht erinnern, daß ich das gesagt habe, aber ich weiß, daß Pap ganz verrückt wurde von deinem „Getue". Es ging uns allen so, wir wurden ganz nervös von deinem ewigen Zittern. Aber zugleich hatten wir uns auch daran gewöhnt.

Der Karneval ist schön, bis auf Luuk. Der schämt sich ja zu Tode, wenn er verkleidet auf die Straße gehen soll.

Ich mußte mit, von Mam aus, weil sie dich nämlich für zu jung hielt, um allein zu gehen. Es war nicht nötig, denn Alex war dabei, und der konnte ganz gut auf dich aufpassen.

Aber er mußte mit, von Mam aus, weil sie ihn einmal aus seinem Zimmer rauskriegen wollte. Alex (als Clown) und ich tanzten fröhlich auf der Straße herum, und hinter uns Luuk in einem großen Regenmantel von Pap und mit einer großen Sonnenbrille auf. Ich glaube, er sollte einen Kinderverführer darstellen.

Nein, einen Spion, du Idiot!

Er schleppte sich gelangweilt über die Straße und maulte ständig, deshalb hat Alex dann zu ihm gesagt: „Kriech doch unter einen Stein. Wenn du mit so einem Gesicht herumläufst, versaust du uns die Stimmung. Es wäre besser, du haust einfach ab."
Luuk war zutiefst beleidigt. Er zögerte, dann sagte er: „Hau doch selbst ab mit deinem idiotischen Karneval. Ich laufe jeden Tag verkleidet rum!"

Habe ich das gesagt? Das weiß ich nicht mehr.

Dann drehte er sich um und lief hochmütig weg. Und ich fand es schlimm, daß Alex Luuk weggeschickt hatte, aber danach ist es erst richtig schön geworden.

Na prima.

(DIENSTAG, 15. FEBRUAR 1972) Dieser Karneval ist der schönste in meinem ganzen Leben! Das muß ich wirklich erzählen, obwohl mir das Schreiben immer schwerer fällt. Da meine linke Hälfte immer stärker zittert, kann ich auch meine rechte Seite nicht mehr ganz still halten.

Es ist noch immer gut zu lesen, Maus. Ein bißchen zittrig an manchen Stellen, das ist alles.

Es ist endlich passiert! Alex und ich kamen gestern vom Karneval zurück, und er wollte mir einen neuen Atlas zeigen, den er gekauft hatte. Wir lagen auf dem Boden und sahen ihn uns an. Ich fragte Alex, warum die Antarktis auf der unteren Seite der Erde liege, wo doch niemand wisse, welches die obere Seite des Weltalls sei. Vielleicht ist der Südpol der eigentliche Nordpol, und wir leben schon seit Jahrhunderten verkehrt herum.

Alex mußte darüber lachen, und da passierte, was ich mir in meiner Phantasie schon so oft vorgestellt hatte. Er legte die Arme um mich und gab mir einen Kuß auf die Wange. Ich gab ihm auch einen Kuß auf die Wange, er gab mir wieder einen Kuß zurück, der halb auf meinem Mund landete. Ich versuchte, ihm mit den Augen zu signalisieren, was ich ach so gern wollte, und vielleicht fing er meine Nachricht ja auf. Wir begannen zu schmusen und hörten erst viel, viel später wieder auf.

Ich dachte erst, es würde nicht klappen wegen meinem Zittern, das fast nie mehr aufhört. Aber weil wir uns so fest aneinanderklammerten, wie es normalen Leuten vielleicht weh tun würde, strömte mein Zittern wie ein Blitz durch Alex hindurch in den Boden. Ja, zwischen uns gewitterte es mit Donner und Blitzen. Und es stieg etwas Wildes in uns auf, was wir früher noch nie gefühlt hatten. Wir wollten übertrieben dicht aneinanderliegen, und das war eigentlich immer noch nicht genug. Aber es ging einfach nicht näher als aneinandergedrückt. Trotzdem versuchten wir, indem wir uns fest umarmten, immer noch ein Stück näher zu kommen. Na ja, dafür mußten zuerst mal unsere Kostüme runter, denn mit

Kleidern dazwischen bleibt immer ein gewisser Abstand. Er zog mir das Seeräuberkostüm aus, und ich half ihm aus seinem Clownsanzug. Unsere Haut funktionierte magnetisch, der eine zog den anderen so heftig an, daß es schien, als wäre alle Luft zwischen uns rausgesaugt. Lex klemmte mich in seine Arme, und ich wußte nicht, wo ich meine Hände lassen sollte, also ließ ich sie überall, als wollte ich jedes nackte Stück Lex fühlen. Vielleicht dachte ich auch, daß ich ihn jetzt erst richtig kennenlernte.

Man weiß nie ganz genau, ob ein anderer Junge einen Pimmel hat, bis du ihn siehst. Oder fühlst! Ich fühlte den Druck seines Pimmels an meinem Bauch, und mein eigener Pimmel drückte genauso fest, aber das Seltsame war, daß ich nicht fühlen konnte, welcher von beiden meiner war und welcher der von Lex. Ich fühlte zwei und sie gehörten uns beiden gemeinsam. Wir schoben unsere Hüften hin und her, und unsere Stengel verhakten sich ineinander und kamen wieder frei, verhakten sich wieder – es war, als wären unsere Körper füreinander gemacht, so genau paßte alles, sosehr waren wir füreinander bestimmt. Ich kann es nicht anders erklären. In Kampffilmen schwingen Kerle ihre Schwerter, um sich gegenseitig niederzustechen – Lex und ich führten auch eine Art Schwertkampf, aber zwischen uns war Frieden.

Ich weiß nun genau, daß es nichts Vorübergehendes ist, daß ich mich in einen Jungen verliebt habe. Es ist etwas Ewiges!

Daß du es gewagt hast, das zu schreiben! Ich würde mich das nie trauen. Ich würde auch nicht wissen, mit welchen Worten ich so etwas aufschreiben sollte.

Ich würde so gerne zu Luuk laufen und es ihm erzählen …

Es ist nicht so, daß ich einen roten Kopf von euren Stengeln bekommen hätte, aber ich habe schon ein bißchen das Gefühl, heimlich durch ein Schlüsselloch zu schauen. Ich weiß nicht, ob ich das alles wissen will, ich komme mir vor wie ein Spanner. Aber eigentlich ist es peinlich, daß ich nie gemerkt habe, was sich zwischen dir und Alex abspielte. Als hätte ich absichtlich in die andere Richtung geschaut.

… aber das Reden fällt mir so schwer, und die Tür von Luuks Zimmer ist zu, was bedeutet, daß er mich nicht zu Besuch haben will.

Ich höre jetzt zu, Maus, und ich frage mich, ob du selbst wollen würdest, daß dieses Tagebuch erhalten bleibt. Der erstbeste Dieb könnte es stehlen und lesen, was du mir gerade erzählt hast.
Gib mir ein Zeichen, wenn du kannst. Laß mich wissen, was ich tun soll. Willst du, daß das Tagebuch erhalten bleibt, oder willst du, daß es dir

im Rauch nachgeschickt wird? Du mußt es entscheiden, Maus.

Was macht es auch aus?

Oder muß ich entscheiden? Ich glaube nicht, daß ich das kann.

Luuk würde mir sowieso nicht glauben.

Doch, ich glaube dir, Maus!

(SONNTAG, 5. MÄRZ 1972) Heute wurde ich wach …

Herzlichen Glückwunsch zu deinem vierzehnten Geburtstag!
Es ist doch ein bißchen seltsam:
Heute nacht habe ich dir zu deinem dreizehnten und zu deinem vierzehnten Geburtstag gratuliert und auch zu dem ersten Geburtstag, an dem du nicht mehr dabei bist.

… und zitterte wieder ein bißchen mehr.

Ich glaube, wir wußten damals schon allzu gut, daß dein Zittern offiziell Tremor hieß. Oder war das erst später?

Ich kann es einfach nicht beherrschen, sosehr ich mich auch bemühe. Ich sehe wirklich aus wie ein alter Tattergreis. Und in den letzten Tagen habe ich bemerkt, daß ich Ideen nicht mehr so leicht im Kopf behalten kann.

In der Schule ging es immer schlechter. Deine Einser und Zweier wurden Vierer und Fünfer. Der Direktor kam und klagte, verschiedene Lehrer würden sich über dein Benehmen in der Klasse beschweren. Du würdest mit deinem Gezitter den Unterricht aufhalten, und als wäre das nicht schon schlimm genug, würdest du auch noch ständig grinsen.

Ich bekomme sie schon, die Einfälle, aber sie zittern sich los, und es fällt mir plötzlich auf, daß ich einen Gedanken, den ich vor einer halben Minute noch hatte, plötzlich vergessen habe. Früher hatte ich das auch manchmal, daß ich zum Beispiel in die Küche lief, inzwischen aber an etwas anderes dachte und dann, in der Küche, nicht mehr wußte, warum ich gekommen war. Jetzt habe ich das jeden Tag mehrmals. Deshalb habe ich beschlossen, die Dinge doch aufzuschreiben, um sie leichter zu behalten.
Jetzt weiß ich schon nicht mehr, worüber ich schreiben wollte …
Ich habe heute morgen eine Tasse fallen lassen, weil ich sie nicht mehr halten konnte. Stell sie doch ab, dachte ich

noch. Aber es war schon zu spät. Sie rutschte mir aus der Hand, weil ich meine Finger nicht mehr richtig schließen kann. Ach, es ist schon schlimm mit mir.
Also, ich weiß immer noch nicht, was ich schreiben wollte. O ja, nun weiß ich es wieder, nämlich daß ich heute Geburtstag habe. Wie blöd von mir. Ich habe natürlich nicht vergessen, daß ich heute Geburtstag habe, ich habe nur vergessen, daß ich es aufschreiben wollte! Ich bin jetzt 14. Was ich bekommen habe? 1 blödsinniges Härchen unter der Nase. Wenn ich 3 habe, lasse ich sie wachsen und flechte sie zu einem Zopf.

Du wurdest immer wirrer, ja, aber du hast immer noch gelächelt wie Mona Maus von Leonardo da Vinci. Vielleicht warst du doch geistesgestört, dachte ich, denn bei den schrecklichsten Nachrichten im Fernsehen hast du seelenruhig gelächelt, als berühre dich überhaupt gar nichts mehr.

Von Mam und Pap habe ich ein Transistorradio bekommen. Lex schenkte mir, so lieb wie er ist, einen alten, abgegriffenen Atlas aus der Zeit vor dem Krieg, in dem Ost- und Westdeutschland noch ein Land waren und Gebiete in Polen hatten. Weiter habe ich den Atlas noch nicht durchgeschaut – ich traue mich nicht zu sagen, daß mich das alles nicht mehr so interessiert. Von Luuk habe ich eine LP bekommen, von Joni Mitchell, weil ich Both sides now *so schön finde.*

Die LP gehört jetzt mir.

(MONTAG, 3. APRIL 1972) Ich würde so gerne mit Luuk über all das Neue sprechen, das ich erlebt habe (schon 24mal) …

Ja, Maus, ich habe es verstanden, echt.

… aber ich kann die Schuld nicht mehr so leicht auf ihn abschieben, denn manchmal will Luuk mit mir sprechen – über irgendwas im Fernsehen oder so – und dann bekomme ich kein Wort heraus. Wie gestern abend. Es war endlich mal wieder ein Brudertag, auch wenn er ziemlich spät angefangen hatte.
Zur Zeit sehe ich viel fern, weil ich nicht viel anderes tun kann, und Luuk kommt immer öfter aus seinem Zimmer, um sich zu mir zu setzen. Das finde ich schön, denn dann sind wir zusammen, ohne daß wir miteinander sprechen müssen.

Ich wollte gern allein sein, und du wolltest das nicht. Und weil du, verdammt, noch stiller geworden warst als ich, waren wir beide zufrieden: zusammen und doch allein.

Und gestern sahen wir uns irgendeine Show an, in der ein Zigeunerorchester auftrat. Luuk und ich warfen uns einen Blick zu, und ich sah an seinem Gesichtsausdruck, daß er dasselbe dachte wie ich. Er stand auf und setzte sich gemütlich zu mir aufs Sofa. Er legte sogar den Arm um meine Schulter.

Ich hatte dir auch angesehen, daß wir dasselbe dachten. Es war plötzlich sehr gemütlich.

Und wir brauchten nicht zu sprechen.

Wir wußten schon längst, woran wir beide gedacht hatten.

Wir waren damals 7 und 8, glaube ich.

So ungefähr, ja. Acht und neun, um genau zu sein.

Und bei uns um die Ecke …

Siehst du? Ich habe ja gewußt, daß wir an dasselbe dachten.

… war das Zigeunerlager.

Auf dem verlassenen Grundstück. Dort hat sehr viel früher mal ein prachtvolles Haus gestanden. Ich erinnere mich noch ganz vage daran.

Wir hatten eigentlich Angst vor den Zigeunern …

Die Kinder in der Schule hatten uns angst gemacht.

… aber das hat Mam nicht so gut gefallen, glaube ich.

Mam sagte, es sei Unsinn, vor Zigeunern Angst zu haben.

Sie sagte, daß sie unter ihren blondgefärbten Haaren selbst eine Zigeunerin sei, und wir glaubten ihr.

Und ob wir ihr glaubten! Es war spannend, eine Zigeunermutter zu haben.

Aber Pap durfte nicht wissen, daß er mit einer Zigeunerin verheiratet war, deshalb war es ein Geheimnis.

Und wir setzten uns ins Gebüsch und beobachteten die Zigeuner, weil wir wissen wollten, wie wir gelebt hätten, wenn unsere Mam nicht den Sohn eines Brabanter Bauern geheiratet hätte, sondern einen Mann ihres eigenen Volkes.

Wir hatten keinen Grund zu glauben, daß Mam log, denn wir sahen immer wieder, daß ihre Haare dunkel nachwuchsen, und dann machte sie sich schnell daran, ihre dunklen Zigeunerhaare unter blonder Farbe zu verstecken. Ach, was für ein schönes Geheimnis war das.

Ja, denn es war auch geheim, daß wir die einzigen hellblonden Zigeunerkinder der Welt waren. Wir brauchten unsere Haare nicht zu färben, um das Geheimnis zu hüten.

Wir fühlten uns als was Besonderes, denn wir waren keine normalen Jungen, die Vater und Mutter zufällig im Wald gefunden hatten, sondern echte Zigeunerkinder.

Das stimmt meiner Meinung nach nicht ganz, Maus. Du bringst zwei Geschichten durcheinander. Erst hat Mam erzählt, daß sie von Zigeunern abstammt. Etwas später habe ich sie gefragt, ob sie meine richtige Mutter sei, und da hat sie gesagt: „Marius ist mein richtiges Kind, dich habe ich im Wald gefunden, aber ich liebe euch beide." Und als du Mam dann gefragt hast, ob sie deine richtige Mutter sei, hat sie gesagt: „Luuk habe ich im Wald gefunden, und dich habe ich aus einem Kinderwagen geklaut."
Sie sagte es in einem Ton, daß wir ihr nicht glaubten, aber ganz sicher waren wir nicht.

Luuk und ich legten uns manchmal in die Sträucher und beobachteten das Lager, denn wir hatten in der Schule gehört, daß Zigeuner Kinder stehlen – und das Silberbesteck. Wir hatten eine sehr spannende „eigentliche" Familie.

Wir starrten die Zigeunerkinder an. Sie hatten schwarze Haare und Rotznasen. Wenn wir bloß auch mal so rotzen dürften! Aber das durften wir natürlich nicht, denn dann würde Pap merken, daß wir in Wirklichkeit Zigeunerkinder waren, und damit würden wir Mam verraten. Wenn wir Schwierigkeiten mit unseren laufenden Nasen hatten, mußten wir ein Taschentuch verwenden.

Ich fragte Luuk, warum Zigeuner nur Kinder und Silberbesteck stahlen. Er wußte nicht, wie das mit den Kindern war, wohl aber, daß Zigeuner – wenn sie Besuch bekamen – das Gras um das Lagerfeuer gern mit silbernen Messern, Gabeln und Löffeln hübsch deckten, so wie Leute, die in gewöhnlichen Häusern wohnen …

Den Tisch, ja.

… so wie wir.

Das hatte ich mir einfach ausgedacht, weil bei uns das Silberbesteck auch nur sonntags und bei besonderen Gelegenheiten aus der Schublade genommen wird.

Luuk sagte, daß Zigeuner die Besteckteile, die sie nicht brauchen, einschmelzen und sich daraus Ohrringe machen.

Tja, ich dachte: Was sollen sie denn mit den ganzen Silberbestecken? Soviel Besuch kriegt doch niemand.

Eines Tages lief ein älterer Zigeunerjunge genau auf das Gebüsch zu, in dem wir uns versteckt hatten.

Er kam immer näher. Wir zitterten vor Schreck und kniffen uns gegenseitig in die Hände, denn wir hatten noch nie einen Silber- und Kinderdieb aus so großer Nähe gesehen.

Wir wollten wegrennen, fast verrückt vor Angst, aber wir blieben still liegen und bewegten uns nicht. Wir hatten vor kurzem nämlich einen Naturfilm gesehen, in dem sich junge Hirschkälber ganz still verhielten, um nicht aufzufallen. Aber die Tiere waren schwarzweiß in einer schwarzweißen Natur, wir hingegen waren farbig.

Mit feuerroten Pullovern in grünen Sträuchern.

Er hatte volle Augenbrauen wie zwei schwarze Halbmonde und einen Schnurrbart …

Ich nehme an, er war sechzehn oder siebzehn.

… und flammende Augen.

Dunkel flammende Augen. Er sah so ganz anders aus als wir zwei kleine weißhaarige Blaßgesichter.

Er kroch in das Gebüsch, und wir hielten die Luft an, denn er stand nur ein paar Meter von uns entfernt. Plötzlich entdeckte er uns und erschrak. Aufgeregt begann er, auf uns einzureden, in einer Sprache, die wir nicht verstanden, das machte uns völlig kopflos. Vielleicht hat er uns beschimpft, jedenfalls sind wir schreiend weggelaufen. Ich rannte weg, und plötzlich fiel mir auf, daß ich nur meine eigenen Schritte hörte. Ich drehte mich um und sah Luuk nicht mehr. Ein Stück weiter blieb ich stehen und schaute mich um, wo er geblieben war. Luuk saß hoch oben in einem Baum. Der Zigeunerjunge stand unten am Stamm und sprach einfach weiter. Er winkte mit der Hand. Vielleicht hatte Luuk Angst, daß er sonst die ganze Nacht im Baum sitzen bleiben müßte, jedenfalls stieg er herunter.

Ich kletterte herunter, weil ich merkte, daß der Wortschwall, der aus seinem Mund kam, nichts Böses bedeutete. Er ballte nicht die Fäuste, sondern winkte mir freundlich zu. Und in seinen Augen lag etwas, was mich nach unten zog.

Ich wußte wohl, daß Mam und Pap uns gesagt hatten, wir dürften nicht mit fremden Männern mitgehen, aber er war kein Mann, er war ein Zigeunerjunge, einer von uns.

Der Zigeunerjunge packte Luuk an der Hand und zog ihn mit sich.

Er nahm meine Hand, drückte sie drei-, viermal an seine Brust und sagte: „Tibor, Tibor, Tibor." Ich verstand, daß er so hieß, aber ich wagte nicht, meinen Namen zu sagen.
Wir setzten uns ins Gras, und er redete weiter.

Ich dachte, der Zigeunerjunge wolle Luuk stehlen, da bin ich schnell nach Hause gerannt.

Ich hörte mit offenem Mund zu, auch wenn ich kein Wort von dem verstand, was er sagte. Das machte mir aus irgendeinem Grund nichts aus. Ich betrachtete seine großen dunklen Augen mit den langen Wimpern, den kleinen Schnurrbart unter der Nase und seine Augenbrauen. Mir schien, als wären sie schwarz angemalt; solche schwarzen Haare hatte ich noch nie aus der Nähe gesehen. Ich sah auch, daß er keine Rotznase hatte und keinen silbernen Ring im Ohr. Er pflückte blühenden Klee und zeigte mir, wie man einen Kranz daraus flocht.

Voller Panik habe ich die Schubladen mit dem Silberbesteck aus dem Schrank gezogen und den Inhalt in eine Tasche gekippt. Dann bin ich zurückgerannt und habe mich auf die Lauer gelegt, bereit, mich tapfer zu verhalten, wenn die Zigeuner Luuk einsperren würden. Dann würde ich hervorspringen und ihnen das Silberbesteck anbieten, im Tausch gegen meinen Bruder.

Wie lieb!

Ich fand, daß wir zu Hause auch leicht mit dem normalen Besteck essen konnten, aber ohne Luuk konnten wir nicht sein. Zum Glück war es nicht nötig. Luuk und dieser Junge saßen im Gras und flochten Blumenkränze. Luuk sah mich und winkte mich näher, aber ich traute mich nicht. Dann kam er zu mir und fragte, was ich in der Tasche hätte.

„Nichts“, hast du gesagt.

Ich zuckte mit den Schultern.

Ich schaute in die Tasche, und weil es, seit ich mich erinnern kann, meine Aufgabe ist, nach dem Spülen das Silberbesteck ordentlich in die Schubladen zurückzulegen, wurde ich zunächst wütend, als ich das Durcheinander sah. „Warum hast du das getan?“ fragte ich laut. Zwölf Messer, zwölf Gabeln, zwölf Löffel, zwölf Dessertmesser, zwölf Dessertgabeln und zwölf Dessertlöffel, zwölf Fischmesser, drei Schöpfkellen, ein Kartoffelschöpfer, zwei Soßenlöffel, ein Suppenlöffel, das Salatbesteck, sechs Krebsmesserchen, zwei Fleischmesser und ein Tortenheber auf einem Haufen. Und du kanntest dich in den Silberschubladen nicht aus, also würde ich alles wieder an seinen Platz räumen müssen.

Luuk wurde giftig, und da habe ich gesagt, daß ich das Silber geholt hatte, um es gegen ihn einzutauschen. Meinen Bruder gegen das Besteck.

Das fand ich wirklich lieb. Aber das habe ich gerade schon gesagt.

Zum Glück ging er nicht zu dem Zigeunerjungen zurück …

Ach, nein …

… sondern mit mir. Er hat ihm aber noch zugewinkt. Luuk nahm mich an die Hand, und wir gingen nach Hause. Und dann hat Luuk mir gezeigt, wie alles in die Silberschubladen eingeräumt werden mußte, wo die Gabeln hinkamen, die Löffel, die Messer und so weiter.

Und Mam stand daneben und schaute zu. Sie kapierte nicht, warum wir mit dem Tafelsilber beschäftigt waren. Es ging sie auch nichts an.
Daran dachten wir, als wir das Zigeunerorchester im Fernsehen sahen.

Ich glaube, es war das letzte Mal, daß wir zusammen gespielt haben.

Spielen mit dem Tafelsilber, meinst du? Vielleicht hast du recht.

Luuk fing an, in den Bäumen und auf Dächern zu wohnen, hinter verschlossenen Türen. Überall, wo ich nicht hinkonnte. Wir waren noch Brüder, aber keine zusammigen Brüder mehr.

Zusammig, das ist ein schönes Wort, Maus.

Und auch keine Freunde mehr.

Aber wir sind nie Freunde gewesen, Maus. Nicht wirklich. Freunde kannst du dir aussuchen oder du wirst von ihnen ausgesucht. Wir waren Brüder, wir hatten einander nicht ausgesucht, also bemühten wir uns auch nicht umeinander. Wir konnten uns bis aufs Messer streiten um nichts, wir konnten einer den anderen grün und blau ärgern, denn wir brauchten keine Angst zu haben, daß unsere Brüderschaft aufgekündigt würde. Freunde können sich gegenseitig aus dem Weg gehen, aber Brüder können sich nicht verlassen. Die sehen sich nach jedem Streit im selben Haus wieder.

Ich war so an dich gewöhnt, daß ich mich nie gefragt habe, was es eigentlich bedeutet, Bruder zu sein. Als wir beide noch lebten, hätte mich niemand zu fragen brauchen, was Brüder sind, dann hätte ich vermutlich gesagt, daß Brüder dieselben Eltern haben, daß sie den ganzen Tag aufpassen müssen, damit der andere nicht ein größeres Stück Torte bekommt, und daß sie sich im Weg stehen.
Wären wir statt Brüder Freunde gewesen, dann würde ich vielleicht genau so getrauert haben, aber früher oder später hätte ich mir einen anderen Freund gesucht. Und vielleicht hätte ich Glück gehabt und einen gefunden. Der Unterschied ist: Ich kann nicht einfach hinauslaufen und mir einen neuen Bruder suchen, geschweige denn, daß ich einen finden würde.

Es war so ein gemütlicher Abend, obwohl wir überhaupt nichts gesagt haben.

Nicht mit unseren Stimmen, nein.

Früher konnte ich den Mund nie halten …

Das ist einer der Gründe, warum ich wieder aus meinem Zimmer kam: Wir waren langsam Brüder geworden, die beide schweigen. Das hat mir gefallen.

... und jetzt kann ich meinen Körper nicht still halten. Ich habe es inzwischen satt.

Ich weiß es, Maus.

(SAMSTAG, 19. Mai 1972) Meine Gedanken und mein Gedächtnis haben Löcher, und das verwirrt mich. Wenn ich nicht ab und zu aufschreibe, was ich tue, dann finde ich in meinem eigenen Kopf den Weg nicht mehr. Denn manchmal habe ich plötzlich vergessen, was für einen Tag wir haben oder wofür ein Eierschneider gut ist. Ich habe Angst, daß ich etwas Blödes sage, denn wenn ich schon mal was sage, kommt es immer anders aus meinem Mund, als ich es gemeint habe.

Mam schleppte dich noch immer von Arzt zu Arzt, weil der Tremor inzwischen deinen ganzen Körper erfaßt hatte und weil du so verwirrt warst. Und alle Ärzte haben behauptet, es sei etwas Psychisches.
Ende Mai konntest du wirklich nicht mehr zur Schule gehen; dein Tremor machte es deinen Mitschülern und den Lehrern unmöglich, sich zu konzentrieren, deine Hefte waren fast unleserlich geworden (eigentlich ist das gar nicht so schlimm, ich habe mich beim Lesen an deine Sauklaue gewöhnt), und mit dem Lernen klappte es auch nicht mehr. Ich meine auch wirklich, daß es nicht mehr ging. Auf die einfachsten Fragen konntest du keine Antwort mehr

geben. Es sah aus, als suchtest du in deinem Kopf nach irgend etwas, dann hast du geschwiegen und dein Mona-Maus-Lächeln aufgesetzt.
Bei Tisch hast du einen Plastikteller und Plastikbesteck bekommen, nicht weil wir es schlimm fanden, wenn du Teller und Gläser kaputtmachtest, sondern weil du dir schon mal die Lippen verletzt hast, als du ein Glas an deinen Zähnen kaputtschlugst, und weil du dich mit einer Gabel in die Wange gestochen hast: vier Blutströpfchen ordentlich in einer Reihe. Schließlich mußte Mam dich füttern.
Was blieb, war das spöttische Lächeln auf deinem Gesicht. Und der rätselhafte Blick. Und das geheimnisvolle Schweigen. Als ob Mona Maus uns herausfordere.

Eigentlich hat es auch keinen Sinn mehr, Dinge aufzuschreiben, denn meine Handschrift ist zu einer Sauklaue geworden durch den Tremor.

Ich habe zufällig gerade die gleiche Formulierung benutzt: Sauklaue. Aber ich kann es noch immer lesen, Maus, es ist also gar nicht so schlimm.

Zum Glück zittere ich rechts nicht so sehr wie links, denn ich habe gemerkt, daß Schreiben für mich die einzige Möglichkeit ist, mich noch zu konzentrieren. Ich muß nachdenken über das, was ich schreibe und wie es aufs

Papier kommt, und das ordnet das Durcheinander in meinem Kopf. Wie das funktioniert, weiß ich nicht, aber nur auf dem Papier bin ich nicht zerbröckelt. Dann arbeite ich auf irgendeine Art mit mir selbst zusammen und kann wieder ordentliche Sätze machen. Es dauert allerdings eine Ewigkeit, bis ich einen Satz fertig habe, aber jeder Satz ohne Fehler ist der Beweis, daß ich nicht verrückt bin. Ich bin nicht verrückt. Aber alle denken, ich wäre es. Alle Ärzte haben gesagt, ich sei psychisch aus dem Gleichgewicht, wegen mangelnder emotionaler Aufmerksamkeit zu Hause. Mam ist wütend, weil die Ärzte das sagen, denn sie faßt es als Vorwurf auf. Sie sagt: „Sie sind nicht ganz richtig im Kopf, Marius ist einfach krank, schrecklich krank." Und dann geht Luuk in die Luft, denn er findet es schlimm für mich, wenn Mama laut sagt, ich sei krank. Dann sagt er immer wieder, ich hätte psychische Probleme. Ich halte es nicht mehr aus. Daher sollte ich froh sein, daß Pap sich fernhält, aber das ist auch nicht gut, denn Mam und Luuk zeigen durch ihr Gezanke über meinen Zustand wenigstens, daß sie mich liebhaben. Genau wie Lex, auch wenn wir nicht mehr zusammen ins Bett gehen.

Oh? Warum nicht?

Mein Tremor ist nämlich zu schlimm geworden, er hört nur auf, wenn ich schlafe (glaube ich wenigstens, aber dann schlafe ich ja schon!). Lex ist sehr lieb zu mir,

wird aber auch ein wenig irritiert durch mein Gezitter. Vielleicht hat er mich auch ein bißchen satt. Manchmal schreibe ich Briefe an ihn, aber ich habe keinen einzigen weggeschickt. Ich zerreiße sie immer wieder. Es ist wichtiger, daß ich für mich selbst ausdrücke, was ich fühle, als daß ich Lex damit langweile. Er hat gesagt, daß er nicht mehr verliebt in mich ist, mich aber noch sehr gern hat. Ich selbst bin noch immer so verrückt nach ihm wie am Anfang, auch wenn wir nicht mehr schmusen.
Das bedeutet jedenfalls, daß ein Homo auch homosexuell ist, wenn er keinen Sex hat. Oder heißt das dann homophil?

Meiner Meinung nach ist Homophilie das alte Wort für Homosexualität und bedeutet dasselbe.

(MONTAG, 4. JUNI 1972) Ich bin so müde von allem jedem!

Von allem und jedem, meinst du.

Das einzige, was sie zu mir sagen, platzt vor Fragenzeichnen.

Fragenzeichnen? Oh, Fragezeichen!

Fragen, Fragen, Fragen, und ich weiß es nicht. Hast du Probleme? Fühlst du dich glücklich? Bist du beim Doktor gewesen? Ja, zum hundensten Mal, ich bin beim Doktor gewesen, bei mindestens zehn, und alle sagen sie dasselbe. Und ich will nicht mehr darüber sprechen. Und ich kann auch nicht mehr. Manchmal könnte ich alle überhaufen …

Aber Maus!

… schießen, damit es Ruhe wird und ich schlafen kann. Aber mit diesem Gezitterzittler schieße ich bestimmt erst ein Ohr und dann einen Fingernagel ab, und es ist nicht so, daß ich immermer alle quälen und foltern will. Ich möchte, daß es auf einmal vorbei ist. Wo ich jetzt fast nichts mehr tun kann und auch noch von der Schule gejagt worden bin …

Du bist nicht von der Schule gejagt worden, auch wenn du das vielleicht so empfunden hast. Du durftest offiziell zu Hause bleiben: „Erlaubtes Fernbleiben vom Unterricht." Auf dem Schülerschwarzmarkt wird ein Vermögen für so ein Stück Papier bezahlt!

… sitze ich ich meist da und starre vor mich hin oder auf den Fernseher, oder ich schlafe. Damit sind Lex und Luuk überhaupt nicht einverstanden. Die ziehen mich dann vom Sofa, um mit mir spaspazierenzugehen, so daß ich wenigstens noch etwas tue. Auch wenn ich keine Lust auf

irgend etwas habe. Ich empfinde das Atmen allein schon als so ein unangenehmes Getue.

(SONNTAG, 23. Juni 1972) Ich wollte eigentlich nicht mehr schreiben, denn ich mache seltsame Fehler. Als wäre ich ein dummer Idiot. Und ich bin immer so müde. Dieses Zittern den ganzen Tag macht mich ganz erschöpft. Ich möchte so gerne schlafen, aber das geht schwer, wenn man den lieben langen Tag lang zuckt. Da kommt man nicht zur Ruhe. Zum Glück habe ich heute nacht gut geschlafen, und heute morgen fühle ich mich nicht so arg müde. Wer weiß, vielleicht ist das der Anfang und es wird besser mit mir. Wäre das nicht schön? Und ich habe noch keinen Fehler bei dem gemacht, was ich geschrieben habe. Ja, ab jetzt wird es nur noch besser, da bin ich mir fast sicher. Und heute schien die Sonne. Das war auch ein gutes Zeichen. Und Luuk zog mich vom Sofa und hopp nach draußen. Wir liefen – na ja, er lief und schleppte mich hinter sich her – zum Feld um die Ecke. Ich sah, wie die Butterblumen, die Gänseblümchen, der Löwenzahn, die Brennesseln und der Sauerampfer sich wieder alle Mühe gaben zu leben. Ich wollte, ich würde leben wollen, dachte ich plötzlich, ich fühlte mich doch wieder sehr müde.

„Dann ruhen wir uns eben ein bißchen aus", sagte Luuk, und wir setzten uns hin, wo wir gerade standen, mitten in der Wiese. Luuk pflückte weißen Klee und band für mich einen Kranz. Ich fand das schön, die Ruhe zu sehen, mit

der Luuk den Kranz flocht. Seine Hände sind so wunderbar ruhig. Als meine auch noch ruhig waren, konnte ich dieses Gefriemel schon nicht. Das habe ich nie gekonnt, auch wenn er es mir 100mal vorgemacht hat.

Von Tibor gelernt.

Ich glaube nicht, daß ich es je lernen werde. Luuk hat mir auch schon 100mal gezeigt, wie man einen Fahrradschlauch flickt, und ich habe mich nie bei ihm dafür bedankt. Ich war drauf und dran, ihm zu sagen …

Laß doch, echt.

… wie beschissen ich es finde, daß er nun zu seinen eigenen Aufgaben auch noch meine übernehmen muß. Ich weiß, daß ihn das schrecklich ärgert, aber er sagt nichts.

Ich habe mich nie beklagt.

Aber ich tat es nicht.

Ich muß dir noch soviel erzählen.

Alles, was ich sage, kommt doch falesch falsch raus. Also schwieg ich und schaute zu, wie Luuk den Kranz aus Kleeblumen fertigmachte und mir auf den Kopf legte. Natürlich schütterte schüttelte mein Tremor den Kranz sehr schnell wieder runter, aber keine Not. Luuk machte ihn einfach ein bißchen längerer, so daß er ihn um meinen Hals hängen konnte.

Ich habe gelogen, Maus.

Es war wunderbar still. Die Wipfel der Pappe Pappeln rauschten so gemütlich, und Luuk ist auf keinen der Bäume geklettert. Er blieb bei mir sitzen, und wir lachten uns an. Dazu braucht man zum Glückück keine Worte.

Geh nicht weg!

Vielleicht bin ich umdieumzeit um die Zeit, die Zeit, halt! Vielleicht bin ich um die Kirschpflückzeit herum wieder so gesund, daß ich ihm helfen kann.

Da bin ich wieder. Ich habe schnell durchblättern müssen, um eine leere Seite zu finden, denn nach deinen letzten Worten kam die erste Seite, die ich selbst vollgeschrieben habe.
Ich wollte sofort weiterschreiben, aber plötzlich war es so warm in meinem Zimmer, daß ich das Fenster öffnen mußte. Ich habe den ganzen Abend und die ganze Nacht geraucht, und der Rauch von vielleicht zwanzig oder dreißig Zigaretten flog nach draußen. In der Ferne konnte ich noch immer späte Karnevalslieder hören.
Ich habe mich auf das Dach gesetzt und hinaufgeschaut in die dunkelblaue Nacht voller Sterne. Die fingen plötzlich tapfer zu strahlen an. Nein, das kam nicht durch ein Wunder, sondern weil meine Augen sich mit Tränen füllten für einen ordinären Heulanfall. Ich hatte alles gelesen, was du geschrieben hast, und weiter gibt es nichts, also dachte ich, daß ich dich noch einmal verloren hatte! Idiotisch, nicht wahr? Denn noch nie habe ich mich dir so nahe gefühlt wie jetzt. Näher noch als an jenem Abend, als wir dem Zigeunerorchester zuhörten.
Es ist, als wärst du hier in meinem Zimmer zu Besuch gekommen, auch wenn ich dich nirgends sehe. Trotzdem ist es ein bißchen so, als wäre ich bei dir

zu einem Geburtstagsbesuch, auch wenn ich nicht weiß, wo. Kapierst du das?
Ich bin froh, daß du noch ein bißchen geblieben bist, Maus, denn es gibt noch soviel, was ich dir erzählen muß. Um gleich damit anzufangen: Ich habe dich belogen. Es war nicht deshalb, weil ich die Wahrheit nicht sagen konnte, sondern weil ich nicht wollte. Denn wenn ich die Wahrheit sage, habe ich ein Problem. Ich wollte dein Tagebuch retten, damit deine Gedanken bewahrt bleiben, aber in deinem Tagebuch steht ein Geheimnis, das du von mir gestohlen hast, und es ist wichtig, daß meine Geheimnisse geheim bleiben. Ich denke, das ist unmöglich, wenn dieses Tagebuch bestehenbleibt und jeder es lesen kann.
Trotzdem will ich dich jetzt, wo es noch geht, nicht mehr belügen. Ich will, daß du die Wahrheit weißt, auch wenn das bedeutet, daß ich dein Tagebuch dann verbrennen lassen muß. Dann ist diese Rettungsaktion mißglückt.

Hör zu, Maus. Als ich klein war, merkte ich schon bald, daß ich anders war als die anderen Kinder. Ich dachte, ich wäre ein besonderer Junge und die anderen wären neidisch auf mich, weil sie selbst so normal waren. Daß sie mich deshalb neckten und links liegenließen, auch wenn es immer jemanden gegeben hat, der mein Freund sein wollte. Ich fand das damals nicht so schlimm, denn auch meiner Meinung nach gehörte ich nicht dazu: Ich fühlte mich sozusagen auserkoren, etwas Besonderes zu sein.

Später kam ich dahinter, daß sie mich nicht im Sinn von etwas Besonderem anders fanden, sondern im Sinn von komisch. Weil ich mich auf die eine oder andere Art nicht so verhielt wie die anderen Jungen. Wenn sie Fußball spielten, malte ich. Wenn sie Fangen spielten, töpferte ich. Deshalb gehörte ich nicht dazu, sie hielten mich für einen Spinner. Das sangen sie dann auch. „Luuk spinnt, er ist dumm, mit 'nem Löffel im Mund und 'ner Gabel im Po läuft er in der Welt herum."

Einer hat mich auch mal als „Mädchen" beschimpft, weil ich beim Kämpfen lieber kniff als schlug. Kneifen galt als falsch, und nur Mädchen kämpften falsch, und die Mädchen hatten ihre eigene Schule auf der anderen Straßenseite; dort sollte ich hingehen.

Ich war acht, als ich merkte, daß mein Anderssein etwas mit den Gefühlen zu tun hatte. Die waren bei mir anders als bei den normalen Jungen. Die verliebten sich nicht in den Lehrer der dritten Klasse, aber ich schon, also behielt ich das lieber als Geheimnis für mich. Auch darum, weil der Lehrer Brink mich offenbar leider nicht ausstehen konnte. Eines Tages rief er mich vor die Klasse und deutete auf ein Diktat, das ich geschrieben hatte.

„Was ist das für ein Buchstabe?“ schrie er.
„Ein d, Herr Lehrer.“
„Das ist kein d“, rief er ärgerlich. „Ein d hat einen geraden Strich, keine Schlaufe. Schreib das hundertmal auf.“
Es kostete mich keine Mühe, ihn fortan zu hassen, denn dieses schöne d mit der kleinen Schlaufe oben hatte ich mir abgeschaut – von Lehrer Brink selbst! Er wird wohl gedacht haben, ich hätte es ihm gestohlen.
In dieser Zeit wurde aus den Neckereien einiger Jungen richtiges Ärgern: Sie hängten meine Jacke woanders hin, so daß ich eine halbe Stunde danach suchen mußte, sie warfen meinen Fahrradschlüssel und die Klingelkappe in den Wassergraben, sie stießen mir Zirkel in den Rücken und sie jagten mir mit Stöcken hinterher. Ach, du kennst das ja. Oder nein, du kennst das nicht, denn du warst ja gerade besonders beliebt in der Schule. Jeder wollte dein Freund sein.
Zum Glück (für mich, nicht für den Betreffenden) gab es immer einen Jungen in der Klasse, den sie für noch idiotischer hielten als mich und der ihre Schikanen nicht so gut aushielt, so daß ich nie wirklich ihr Pißpott zu sein brauchte. Die Jungen gaben es nicht zu, aber wenn ich wieder mal den Hundertmeterlauf gewonnen hatte oder beim Turnen als erster das Seil hochgeklettert war, zwang ihnen das

Respekt ab. Sie sagten natürlich immer, ich hätte gemogelt, aber die Wahrheit war ziemlich simpel: Ich hatte einfach gelernt, schneller zu rennen und höher zu klettern als diejenigen, die mich verfolgten. Und sie mußten auch zugeben, daß ich gut zeichnen konnte.

So seltsam sie es fanden, daß mir Sport und Autos egal waren, so seltsam fand ich, daß alle Jungen, auch wenn sie noch nicht mal zehn waren, nackte Mädchen sehen wollten. Was war daran so schön? Glaub ja nicht, daß ich auf den Kopf gefallen wäre, ich wußte sehr genau, daß man mit einem Mädchen ins Bett gehen mußte, wenn man ein Kind haben wollte. Aber das war vielleicht etwas für später. Viel später. Die Vorstellung, mit einem Mädchen Sex zu machen, reizte mich überhaupt nicht. Es kam mir einfach widerlich vor. Die anderen Jungen taten, als ob sie lieber heute als morgen Sex mit einem Mädchen anfangen würden, und ich verstand natürlich, daß, wenn es normal ist, Kinder zu bekommen, es auch normal ist, daß Jungen und Mädchen miteinander vögeln. Daß ich das nicht wollte und eigentlich auch wußte, daß ich es nie wollen würde, war also nicht normal, und Leute, die nicht normal waren, wurden ins Irrenhaus gesteckt. Es war also wichtig, es geheimzuhalten, als ich mich auch noch in den Lehrer der vierten Klasse verliebte. Die stille Liebe hielt ich durch, denn Herr

Vanderwey hatte ein Auge für meine Zeichnungen. Und wenn er im Werkunterricht Tonfiguren zum Brennen aussuchte, war meist eine von mir dabei. Das gefiel den anderen Jungen natürlich nicht, die immer wieder mit ansehen mußten, daß ihr mißlungener Aschenbecher in den Toneimer zurückgeworfen wurde. Ich mußte das mit Püffen oder Beschimpfungen büßen, und sie riefen mir auch nach, ich sei der Liebling des Lehrers. Das Gefühl hatte ich eigentlich auch, und ich fragte mich, ob die anderen Jungen vielleicht herausbekommen hatten, daß ich in den Lehrer verliebt war. Wurde ich deshalb immer öfter geärgert? Dann mußte ich mein Geheimnis noch tiefer verstecken und so tun, als wäre ich normal. Doch das gelang mir nicht. Ich konnte es nicht. Ich war so schlecht darin, so zu tun, als wäre ich wie die anderen, und so gut darin, ich selbst zu sein, daß ich mich richtig mißraten fühlte. Das wollte ich natürlich nicht, und deshalb beharrte ich mir gegenüber stolz darauf, ein ganz besonderer Junge zu sein. Und alle sollten das auch wissen. Von mir aus sollten sie mich in der Schule ärgern, soviel sie wollten. Zu Hause schloß ich mich in meinem Zimmer ein, wo ich der Herr war. In meinem Zimmer ärgerte mich niemand (außer dir natürlich), und da saß ich dann allein und fühlte mich als etwas Besonderes. Ich malte die Welt so, wie ich sie haben wollte. Und in dieser Welt war kein Platz für dich,

der nur einen Furz zu lassen brauchte und schon zu einem Geburtstag eingeladen wurde. Ich glaube, ich war neidisch auf deine Beliebtheit.
Und dann kam der Tag, an dem ich in den Baum kletterte. Tibor stand unten und wollte mich herunterlocken. Ich wußte nicht, warum, aber ich empfand ihn als den schönsten Menschen, den ich je gesehen hatte. Er würde mir nichts Böses antun, das wußte ich genau. Deshalb stieg ich hinunter. Ich war schrecklich stolz darauf, daß jemand, der so schön war, mit mir im Gras sitzen wollte. Daß er einen Kranz aus Kleeblüten für mich flocht. So etwas hatte noch niemand für mich getan. Er schickte mich nicht weg, weil ich anders war, nein, ich durfte bei ihm sitzen, weil ich etwas Besonderes war. Das wußte ich, ohne daß ich ihn verstehen konnte.
Ich war in ihn verliebt, aber es war eine andere Art Verliebtheit, als ich sie für den Lehrer fühlte, in dessen Klasse ich war. Du weißt, daß ich es nicht mag, angefaßt zu werden, aber als Tibor mir über den Kopf streichelte, fing ich an zu glühen.
Du weißt es nicht, aber ich habe Tibor danach noch ein paarmal getroffen. Jedesmal saßen wir im Gras oder machten einen Spaziergang. Und er redete dauernd, und nie konnte ich ihn verstehen. Aber das war nicht schlimm. Überhaupt nicht. Wenn er nur meine Hand hielt oder den Arm um mich legte, dann war alles gut.

Nun ja, es gab zwei Worte, die ich verstehen konnte und die er regelmäßig benutzte: Lucky Luke. So nannte er mich. Das war natürlich nicht besonders originell, aber aus seinem Mund klang es ganz anders, als wenn die Jungen in der Schule mich so nannten. Bei Tibor klang es lieb und nett und ohne jeden Spott. Von ihm habe ich es gerne gehört. Er hatte auch so schöne Augen, und seine Haare waren tiefschwarz, und wenn er lachte, glänzten seine Zähne ganz weiß. Außer dem einen Schneidezahn neben dem Eckzahn. Der war weg. Da war ein schwarzes Loch, und es war für mich ein großes Mysterium, wo dieser eine Zahn geblieben war. Ich starrte das Loch an, und bei jedem anderen hätte ich es häßlich gefunden, aber bei Tibor fand ich es schön. Weil es der einzige Fehler war, den ich an ihm entdecken konnte.
Einmal sind wir zur Brücke gegangen. Wir lehnten uns über das Geländer und schauten hinunter auf das Wasser, das unter der Brücke hindurchplätscherte. Er legte seine Hand auf meinen Rükken, als habe er Angst, ich könne hinunterfallen. Ich beugte mich noch ein bißchen weiter vor, meine Füße lösten sich vom Boden, und ich hoffte, er würde mich ein bißchen fester anfassen. Und das tat er. Er legte mir den Arm um die Taille. Ich habe mich nie so sicher gefühlt wie damals. Ich wollte, es würde immer so bleiben.

Deshalb lehnte ich mich noch ein Stück weiter über das Geländer. Tibor stellte sich hinter mich und beugte sich über mich, so daß ich wirklich nicht fallen konnte. Ich fühlte seinen warmen Körper und roch seinen Geruch. Es war, als habe er sich mit Tee gewaschen.
Viel zu schnell hob er mich zurück auf den Boden. Ich verstand, daß er versuchte, mir etwas zu erklären, denn seine Handbewegungen waren heftiger als sonst, aber ich verstand ihn einfach nicht. Er nahm ein Stück Papier aus der Tasche, schrieb seinen Namen darauf. Er gab mir einen Schubs und deutete auf die andere Seite der Brücke. Ich kapierte, daß ich hinübergehen sollte. Als ich am anderen Geländer stand, hielt er das Stück Papier erst hoch, dann ließ er es ins Wasser fallen. Danach rannte er zur anderen Straßenseite, und zusammen starrten wir ins Wasser. Das Papierchen trieb mit der Strömung. Timor winkte ihm nach, und ich tat dasselbe. Ich hatte schon verstanden, was er meinte, wollte es aber nicht wahrhaben. Als er mich dann fest umarmte und bestimmt zehnmal auf die Wange küßte, wurde ich so böse, daß ich mich losriß und nach Hause rannte. Ich habe mich absichtlich nicht umgeschaut, weil ich wußte, daß Tibor mir nachwinken würde, und vielleicht konnte er auf diese Entfernung noch meine Tränen erkennen.
Am Tag danach war die Wiese leer. Die Zigeuner

waren weitergezogen und sie hatten Tibor mitgenommen. Und mich nicht.
Ich habe überall im Gras gesucht. Ich fand Wagenspuren und eine schwarze Stelle, wo das Lagerfeuer gebrannt hatte. Aber nirgends fand ich etwas, das Tibor für mich zurückgelassen hatte. Nicht mal einen Silberlöffel. Nur die Kleeblumen waren noch da. Aber wenn ich einen Kranz wollte, mußte ich ihn mir selbst flechten.
Es ist zu lange her, um sicher zu sein, aber es war vielleicht damals, daß ich zum ersten Mal merkte, was genau mit mir los war. Es tat mir so leid, daß ich mich aus Tibors Umarmung losgerissen hatte, wo ich doch eigentlich nichts lieber wollte, als seine Arme um mich fühlen, seine Wange an meiner, an seiner Brust lauschen, wie er unaufhörlich atmete. Immer weiter. Ich glaube, daß ich damals langsam begriffen habe, daß mein Herz nie so verrückt schlagen würde wegen eines Mädchens, sondern nur wegen eines Jungen. Es war keine Wahl, die ich traf, es war etwas, was mir passierte.
Ich dachte, ich sei der einzige Junge auf der Welt, der sich in andere Jungen verliebte. Daß ich ein Homo war, hatte ich nicht kapiert. Ich kannte das Wort schon, aber Homos waren eklige alte Kerle, denen es gefiel, kleine Jungen anzulocken und schmutzige Sexspielchen mit ihnen zu machen, und darin erkannte ich mich nicht.

Als ich elf oder zwölf war, sah ich im Fernsehen ein Programm, in dem ein Mann interviewt wurde. Er erzählte, er sei ein Homo und was das eigentlich bedeutete: daß er bis über die Ohren in einen Mann verliebt war. Man konnte im Fernsehen nur seine Silhouette sehen, denn sie hatten das Licht ausgemacht. Er durfte nämlich nicht erkannt werden. Aber ich bekam einen roten Kopf, weil ich mich selbst erkannte. Ich wußte genau, was er meinte, und es war das erste Mal, daß ich dachte: Vielleicht bin ich nicht der einzige auf der Welt, der so ist.
Trotzdem erschrak ich auch, denn ich dachte, daß Menschen im Fernsehen nur unkenntlich aufgenommen wurden, wenn sie ein Verbrechen begangen hatten. So schlimm war das also!
Am nächsten Tag wagte ich kaum, zur Schule zu gehen, weil ich Angst hatte, daß mich die anderen in dem Schatten auf dem Bildschirm erkannt haben könnten und daß für mich überall die Lichter ausgehen würden. Ich wußte vor lauter Unbehagen nicht, wohin ich schauen sollte, als Frank auf dem Schulhof erzählte, er habe einmal einen richtigen Homo gesehen und er wisse sogar, wo der wohne. Zum Glück nannte er eine Adresse, die ich nicht kannte. Niemand deutete auf mich; keiner hatte mich mit dem Schatten im Fernsehen in Verbindung gebracht. Schön. Das Licht blieb an. Und ich

begann, einen Plan auszuarbeiten, um mein Geheimnis für immer zu bewahren.
Ich sollte statt Maler lieber Mönch oder Priester werden, denn die heiraten nicht und machen sich also nicht verdächtig, wenn sie keine Frau haben. Aber bei dieser Vorstellung wurde mir schlecht. Ich wußte eigentlich ganz genau, daß ich nicht auf der Welt war, um leise herumzugehen und für immer, tagaus, tagein, Gegrüßet-seist-du-Maria zu beten.
Was dann? Das einzige, was mir einfiel, war: normal werden. Versuchen, mich in ein Mädchen zu verlieben, zu heiraten, Kinder zu bekommen, oh, dann wäre das Leben wunderbar. Und ich habe mir große Mühe gegeben und, so wie du, Mädchen geküßt, aber das war nur zum Schein.
In der Mittelstufe hatte ich dann auch Mädchen in der Klasse. Ich merkte, daß ich lieber mit ihnen zu tun hatte als mit Jungen. Von Mädchen wurde ich nämlich nicht geärgert, sie mochten mich sogar gern. An Freundinnen hatte ich keinen Mangel. Heimlich im Gebüsch hinter dem Schulhof eine Zigarette rauchen, das tat ich mit den Mädchen. Oder bei Jerome auf dem Fußweg sitzen, wenn er Gitarre spielte. Und Jerome rauchte Marihuana! Er war toll, und alle Mädchen wollten mit ihm knutschen. Ich auch, aber das habe ich natürlich nicht gesagt.

In der Bibliothek machte ich mich auf die Suche nach Büchern „zum Thema“, schlich mit Schweiß auf der Stirn herum und hatte Angst, die Bibliothekarin könnte entdecken, was ich wollte. Daheim im Bett versuchte ich mit aller Macht, mir vorzustellen, wie es wäre, wenn ich normal wäre und mit einem Mädchen ins Bett gehen würde. Doch da setzte meine Phantasie, die doch ziemlich gut entwickelt ist, aus. Wenn es über Küssen hinausging, wurde aus dem Mädchen ganz von allein ein Junge. Hoffnungslos! Also doch Mönch werden? Inzwischen hatte ich mich so oft in mein Zimmer zurückgezogen oder war auf ein Dach oder einen Baum geklettert, wo ich unerreichbar für alle war, daß ich mich an das Alleinsein gewöhnt hatte. Das Leben in einem Kloster wäre also gar nicht so schlimm für mich.

Mam hielt nichts davon. Ein Junge von vierzehn sollte sich nicht in seinem Zimmer einschließen und hatte nichts zu suchen auf einem Dach. Mit vierzehn war ein Junge zu alt, um auf Bäume zu klettern.

„Du bist so still und düster und unglücklich“, sagte Mama, „und ich weiß nicht, wie ich dir helfen könnte.“

„Ich bin nicht unglücklich“, sagte ich. „Ich bin einfach nicht glücklich. Das ist etwas ganz anderes.“ Es nützte nichts. Mam schleppte mich zu einem Psychotyp (ob er Psychologe oder Psychiater war, habe

ich nie erfahren), und ich wagte nicht zu fragen, wozu das gut sein sollte.
Ich wurde in das Sprechzimmer des Psychotyps gelockt, und er stellte mir die unmöglichsten Fragen. Fragen, die ich absolut nicht erwartet hatte und die mich ein bißchen durcheinanderbrachten. Am meisten noch, weil der ekelhafte Kerl dabei aussah, als würde er sich zu Tode langweilen.
„Masturbierst du?" Den Füller schreibbereit, um meine Antwort festzuhalten.
„Wie bitte?" Ich schaute den Kerl, den ich mit seinen Schamhaarbüscheln auf dem Kopf von Minute zu Minute häßlicher fand, mit großen Augen an.
„Befriedigst du dich selbst?" Er dachte, ich kenne das Wort „Masturbation" nicht, aber ich war zu geschockt, um, ohne nach Luft zu schnappen, antworten zu können. Ich dachte: Ich möchte lügen, aber der Typ hat studiert, also merkt er, wenn ich lüge, und wenn ich nicht die Wahrheit sage, komme ich ins Irrenhaus.
Er schaute mich so trocken an, daß ich beschloß, so zu tun, als wäre das alles stinknormal für mich, deshalb sagte ich: „Ja." (Ich wünschte, ich hätte gesagt: Ja, aber nicht so oft wie Sie.)
„Und woran denkst du, wenn du das tust?"
In diesem Moment haßte ich Mam und Pap heftig, denn ich verstand nicht, warum sie es richtig fanden, daß mir so schreckliche Fragen gestellt wurden.

„Ich denke an gar nichts", log ich, „ich tue es einfach."

(Ich konnte ihm doch nicht erzählen, daß ich mein Fenster und meine Gardinen einen Spaltbreit offenließ, wenn ich schlafen ging. Daß ich im Bett lag und mir vorstellte, daß ein Dieb über die Straße ging und mein Fenster sah. Der Räuber stieg dann über das Tor und das Geländer nach oben, machte einen Schritt auf das Vordach und schlich sich durch mein offenes Fenster herein, um das Silber zu stehlen. Er beugte sich über mich, und ich fühlte seinen Atem in meinem Nacken. Ich roch Tee, drehte den Kopf und sah das Gesicht des Diebs. Es war Tibor. Er erkannte mich auch. Auf der Stelle verliebte er sich. Er legte die Arme um mich und vergaß das Silber. Doch draußen stand die Polizei, weil Nachbarn gesehen hatten, wie Tibor eingestiegen war. „Ergib dich, dreckiger Zigeuner!" schrie der Polizist durch ein Megaphon. Aber Tibor hatte sich schon ergeben, mir, und ich mich ihm. Und zusammen ergaben wir uns dann der Polizei. Ich ging vor ihm hinaus, so daß sie erst mich niederschießen müßten, um ihn ausschalten zu können. Ich brauchte nicht in ein Heim, weil ich noch keine sechzehn war, aber Tibor mußte ins Gefängnis, weil er inzwischen erwachsen war. Ich besuchte ihn natürlich und schmuggelte Nagelfeilen für ihn hinein. Durch die Gitterstäbe sagte er in einer Sprache, die ich verstand: „Es ist schlimm im Knast, aber ich habe das Glück, daß ich an dich denken kann, und deshalb halte ich es auch zwanzig Jahre in meiner Zelle aus. Meine einzige Angst ist, daß du nicht auf mich wartest." Ich lächelte liebevoll und schwieg vielsagend, schließlich mußte er ja ein bißchen nervös bei dem Gedanken bleiben, daß ich vielleicht mit einem anderen auf und davon ging. Schön, nicht wahr?)

„Aber du mußt dich doch an irgend etwas erregen?" fragte der Psychotyp, ohne den Kopf von seinen Papieren zu heben. „Durch Gedanken, zum Beispiel?"

„Nein, es geht ganz von alleine", bluffte ich.

„Wie sieht das Mädchen aus, das dir am besten gefällt?"

Auch wieder so eine idiotische Frage. Er nahm doch wohl nicht im Ernst an, daß ich sagte, sie habe Flaum an der Oberlippe und einen fehlenden Zahn?

„Sie hat Haare, so schwarz wie Ebenholz", sagte ich, „und Lippen, so rot wie Blut, und eine Haut, so weiß wie Schnee." Ich dachte: Ich beschreibe Schneewittchen, denn das war immer mein Lieblingsmärchen. Und dabei habe ich noch nicht mal gelogen, denn Tibor hatte solche Haare, solche Lippen und eine solche Haut. Das ist alles, was ich von diesem Gespräch erinnere. Nur die idiotischen Fragen dieses Kerls und meine Beschreibung von

Schneewittchen, weil ich der Meinung war, daß dieser Mann nicht das Recht hatte, mich so schamlos auszuhorchen.
Als es vorbei war, wagte ich Mam nicht zu fragen, was das alles zu bedeuten habe. Wußte sie, was dieser schreckliche Doktor mich gefragt hatte? Es war eigentlich egal, ich wollte nicht darüber sprechen. Sie auch nicht. Ich weiß bis heute nicht, ob dieses seltsame Gespräch etwas gebracht hat, was Mam weiterhalf. Alles blieb einfach beim Alten.
Ungefähr vier Monate später kamst du dann damit heraus, daß du meinen Briefentwurf gelesen hattest. Ich erschrak, weil ich Angst hatte, du würdest mein Geheimnis verraten. Ich sah nur eine Lösung: leugnen und lügen.
In Wirklichkeit war dieser Entwurf Teil eines Planes. Ich hatte beschlossen, das Kloster für immer abzuschreiben und mich selbst nicht länger zum Narren zu halten. Ich fand mich endlich damit ab, daß ich mich nicht in einen normalen Jungen verwandeln konnte. Ich hatte gehofft, daß irgendwie ein Tag kommen würde, an dem ich wählen könnte: entweder Homo oder Hetero. Aber ich hatte keine Wahl. Irgendwo in mir war die Entscheidung längst gefallen. Ich hatte einfach keine Wahl. Ja, das einzige, was ich noch wählen konnte, war, so zu tun, als wäre ich kein Homo. Die Wahl, Hetero zu werden oder zu sein, die hatte ich definitiv nicht.

Ich konnte das akzeptieren, weil ich mich selbst eigentlich gut fand, so wie ich war. Ich hatte noch immer das Gefühl, ein ganz besonderer Junge zu sein, und warum sollte ein besonderer Junge gewöhnlich werden wollen? Doch ich dachte nicht, daß das auch nur ein Mensch auf der ganzen Welt verstehen würde. Deshalb wollte ich von zu Hause weglaufen. Ich würde für Mam und Pap einen Brief zurücklassen und mich dann auf den Weg machen, so daß sie nicht unmittelbar reagieren konnten. Sonst wären sie vielleicht so geschockt durch diese Nachricht, daß sie mich aus dem Haus warfen, in den Keller sperrten, mich verprügelten, mich in ein Heim gaben. Doch wenn ich vermißt war, so hoffte ich, würde ihre Sorge größer sein als ihre Wut. Vielleicht wurde ihnen dann auch klar, daß sie mich sogar noch liebten, wenn ich nicht für Enkel sorgen würde. Nur, ich wußte nicht, wo ich hingehen sollte. Ich habe nach einem Ort gesucht, wo ich mich verstecken könnte, und keinen gefunden. Deshalb blieb der Brief ein Entwurf.

Dann kam der Abend, an dem du das Thema wieder hervorgekramt hast und mir gleichzeitig erzähltest, du hättest dich in einen Jungen verliebt. Ich wußte natürlich nicht, daß es sich um Alex handelte.

Ich glaubte dir nicht, ich dachte, du würdest nur versuchen, mich aus der Reserve zu locken, deshalb nahm ich dich nicht ernst. In keinem der Bücher über Sexualität, die ich mir aus der Bibliothek besorgt hatte, war ich dem Phänomen begegnet, daß mehrere Kinder einer Familie homosexuell sein könnten. Es ging immer nur um ein Kind, und es wurde sogar ausdrücklich betont, daß die anderen Kinder der Familie stinknormal seien. Und da ich sicher wußte, daß ich der Homo in unserer Familie war, konntest du es also nicht sein. Übrigens: Dein Leben war ganz anders als meines. Du wurdest nie geärgert, du hattest in der Schule immer genug Freunde, und du hast, bis du krank wurdest, ein ziemlich fröhliches Leben geführt. Wie konntest du da ein Homo sein? Noch dazu aus heiterem Himmel.

Es spielte eigentlich keine Rolle, ob ich dir glaubte oder nicht. Denn ich wußte, daß ich, wenn du dich wirklich als Homo erweisen würdest, ein großes Problem hätte: Wie würden Mam und Pap reagieren, wenn sie dahinterkamen? Mit zwei homosexuellen Söhnen konnten sie den Wunsch nach Enkeln in den Wind schreiben, und wem würden sie dafür die Schuld geben? Mir natürlich, denn ich war der ältere. „Du hättest doch wissen müssen, daß Marius dir immer alles nachmacht? Du hast ihm ein falsches Beispiel gegeben, also ist es deine Schuld, daß Marius nun auch so ist."

Ich wollte öffentlich zeigen, daß ich dich nicht beeinflußte, denn würden Mam und Pap glauben, was ich gelesen hatte: daß man kein Homo *wird*, sondern *ist*? Bestimmt nicht. Und das, Maus, ist der Grund, weshalb ich mich noch öfter in mein Zimmer einschloß als davor. Ich ging dir absichtlich aus dem Weg, weil ich Angst vor Mams und Paps anklagenden Zeigefingern hatte.

Aber ich glaube dir jetzt, Maus. Es war kein Nachäffen. Du warst einfach von dir aus ein Homo. Es ist schade, daß wir nicht miteinander darüber sprechen konnten, als es noch nicht zu spät war. Und zu spät wurde es schon bald, wegen deiner Krankheit. Ich habe dich manchmal gefragt, ob dein Zittern vielleicht etwas mit der Frage zu tun hätte, ob du Jungen oder Mädchen mochtest. Du hast mich so ausgelacht, daß ich fand, es habe keinen Sinn mehr, mit dir darüber zu sprechen.

Aus irgendeinem Grund hast du das alles viel leichtherziger betrachtet als ich, Maus. Dein Plan war, daß wir zusammen zu Mam und Pap gehen und ihnen fröhlich mitteilen: „Wir sind beide vom Club, schön, nicht wahr?“ Vielleicht war es für dich kein Problem, und du konntest es einfach hinnehmen, daß du dich in einen Jungen verliebt hast, aber warum bist du dann nicht einfach allein zu Mam und Pap gegangen und hast es ihnen erzählt? Das hast du dich nicht getraut, ohne mich.

Der Unterschied zwischen dir und mir ist, daß ich von Anfang an wußte, daß ich anders war, während

du es erst merktest, als du dich verliebt hast. Ich habe mein ganzes Leben lang Zeit gehabt, darüber nachzudenken, was es heißt, anders zu sein: geärgert zu werden, ausgeschlossen zu werden, geschlagen zu werden. Du hast damit nie etwas zu tun gehabt.
Ob Mam und Pap so froh darüber sein würden, wie du es dir vorgestellt hast? Ich weiß es nicht und ich will das Risiko nicht eingehen. Ich habe vor zu warten, bis ich aus dem Haus bin. Wenn ich erst mal zur Akademie gehe, werde ich es ihnen sagen. Dann kümmert es mich nicht mehr so, wie sie reagieren. Dann bin ich weg. Dann haben sie keine Macht mehr über mich, und ich bin frei, so besonders zu sein, wie ich will. Ich kann es kaum erwarten!
Glaubst du, daß ich an der Kunstakademie angenommen werde? Ich möchte am liebsten zur Gerrit-Rietveld-Akademie in Amsterdam. Das ist anderthalb Stunden mit dem Zug, also muß ich dort ein Zimmer mieten. Dann bin ich endlich mein eigener Herr. Endlich.

Jetzt, wo ich dir alles erzählt habe und es schwarz auf weiß in deinem Tagebuch steht und da Mam und Pap von der Existenz dieses Tagebuchs wissen, habe ich folgende Entscheidung gefällt.
Es ist zwar wichtig, daß deine Gedanken erhalten bleiben, aber es ist mindestens genauso wichtig, daß

meine Geheimnisse geheim bleiben. Glaubst du nicht, daß, wenn dieses Buch erhalten bleibt, vor allem Mam rasend neugierig auf das werden wird, was wir geschrieben haben? Besonders jetzt, nachdem ich mich so bemüht habe, das Tagebuch zu retten. Wie, glaubst du, wird sie reagieren, wenn sie entdeckt, daß sie niemals Oma werden wird? Daß ich ihr das antue, nachdem ihr anderer Sohn gestorben ist? Schließlich bin ich jetzt ihre einzige Chance auf Enkel.
Was hat es für einen Sinn, wenn sie liest, daß du ebenfalls ein Homo warst? Es spielt jetzt doch überhaupt keine Rolle mehr, ob du Jungen oder Mädchen mochtest, denn du magst niemanden mehr, für immer. Vielleicht würden Mam und Pap sich selbst die Schuld geben, denn alle Eltern denken natürlich, daß sie etwas falsch gemacht haben, wenn sich herausstellt, daß ihre beiden Kinder Homos sind. Ich glaube aber, daß niemand schuld daran ist.
Deshalb habe ich beschlossen, daß dein Tagebuch, wenn unser Geheimnis bewahrt bleiben soll, nicht erhalten bleiben darf. Heute nachmittag werde ich es Mam bringen, damit sie es verbrennt, und ich stelle mich dazu, damit sie es nicht vorher heimlich liest. Das ist das Beste für alle, glaubst du nicht auch?
Ehrlich gesagt, ich freue mich ein bißchen darauf, denn so nehme ich doch an ihrem Ritual teil, das

ich ja auch schön finde. Ich glaube nicht, daß du diese Worte im Rauch lesen kannst, denn ich glaube nicht wirklich daran, daß es einen Himmel gibt. Warum ich dann trotzdem weiterschreibe? Weil ich schon lange weiß, daß du mir über die Schulter schaust und mitliest. Frag mich nicht, wie das möglich ist. Ich fühle es einfach. Und darüber freue ich mich, denn es gibt noch mehr, was ich dir erzählen muß.

Vor anderthalb Wochen haben wir die Nachricht bekommen, eine Nachricht, die dich eigentlich am meisten angeht, und du mußt es unbedingt noch erfahren, bevor das Tagebuch in Flammen aufgeht. Ich sollte da anfangen, wo du aufgehört hast, denn ich weiß nicht, an wieviel du dich noch erinnerst.

Ende Juni letzten Jahres konntest du nicht mehr allein gelassen werden. Du warst immer öfter verwirrt. Eines Abends wolltest du unbedingt ganz allein zu Alex rüber. Wir ließen dich gehen, riefen Alex aber an, um ihn zu bitten, dir entgegenzulaufen. Er hat dich nicht gefunden. Wir waren so beunruhigt, daß wir die Polizei anriefen.

Nachts um halb eins erhielt Mam einen Anruf von der Polizei aus Utrecht. Du warst in einem Bus gefunden worden, und der Busfahrer wußte nicht, was er mit dir tun sollte. Du konntest nicht sagen, wo du hinwolltest. Du wußtest nur deinen Namen

und deine Telefonnummer. Mam ist ins Auto gesprungen und hat dich geholt. Wie du nach Utrecht gekommen bist, ist immer ein Rätsel geblieben.
Ein paar Tage später mußtest du ins Krankenhaus eingeliefert werden. In die psychiatrische Abteilung. Erst in ein Zweierzimmer, aber weil das Bett wegen deines Tremors so quietschte und dein Zimmergenosse ganz verrückt davon wurde, bist du dann in ein Einbettzimmer umgezogen, und sie schraubten dein Bett am Fußboden fest.
In der ersten Woche warst du noch recht mobil. Mam und ich gingen mit dir um das Krankenhaus herum spazieren, auch wenn wir für so eine kurze Tour eine Stunde brauchten. Einmal, als wir wieder am Eingang der psychiatrischen Abteilung waren, riefst du ein paar Mitpatienten zu: „Ich gehöre überhaupt nicht zu euch Verrückten!"
Ein paar Tage später kam Mam von einem Besuch bei dir kochend vor Wut nach Hause. Sie sagte, sie sei in dein Zimmer gekommen und habe dich mit dem Kopf in dem halb mit Wasser gefüllten Waschbecken angetroffen. Sie zog dich an den Haaren aus dem Wasser. Du sagtest, du habest nur einen Schluck trinken wollen und seist nicht mehr hochgekommen.
Mam hat ein Mordstheater aus der Tatsache gemacht, daß du – in einem Krankenhaus! – fast ertrunken wärst und daß das Pflegepersonal besser

aufpassen müsse, aber sie konnten natürlich nicht die ganze Zeit eine Schwester an dein Bett setzen. Die Ferienreise zur Côte d'Azur wurde abgeblasen. Wir wollten uns nicht vergnügen, während du im Krankenhaus lagst; wir wollten dich besuchen. Aber du wolltest das immer weniger. Es lag nicht nur daran, daß Mam an allem etwas zu meckern hatte, sondern auch daran, daß du Schlafkuren verordnet bekamst, die gaben dir die Ruhe, nach der du dich so gesehnt hast. Du hattest nicht nur genug vom Zittern, sondern auch ein bißchen von uns.
Als du Mam durch einen Pfleger hast wissen lassen, daß sie lieber nicht mehr kommen sollte, war Mam stinkwütend, fand sich aber mehr oder weniger damit ab. Ich war noch willkommen, aber wann immer ich dich besuchte, schliefst du. Dann betrachtete ich dich und sah, daß dein Körper still dalag und nicht zitterte. Das gönnte ich dir so.
Weil du von meinen Besuchen nichts hattest, bin ich weggeblieben. Und Pap auch. Mam ist weiter jeden Tag zum Krankenhaus gegangen und hat dir Obstsaft gebracht. Vielleicht hat sie mal einen oder zwei Tage ausgelassen. Manchmal gelang es ihr, zu deinem Zimmer vorzudringen, aber meist wurde sie vom Pflegepersonal zurückgehalten, weil, so wurde ihr gesagt, ihr Besuch nicht im Sinne des Genesungsprozesses sei.

„Der Genesungsprozeß?“ rief Mama böse. „Hört doch auf! Ihr laßt ihn entgleiten.“

Am ersten September, einem Freitag, erfuhr ich von Alex, daß du am Ende einer Schlafkur warst. Ich hatte dich schon fast drei Wochen nicht gesehen, also wollte ich dich gleich am Samstag besuchen.
Mam brachte mich mit dem Auto hin und gab mir eine Tasche mit Leckerbissen für dich mit. Sie blieb im Wagen sitzen und wartete.
Seltsamerweise war niemand in der Abteilung, der mich zurückhielt. Ich konnte einfach zu deinem Zimmer gehen, dort machte ich die Tür auf.
Du schliefst, als ich hereinkam. Ich sah dich und erschrak. Du warst schon immer mager gewesen, aber jetzt war dein Gesicht vollkommen eingefallen. Deine Haut war grau und deine Haare stumpf und platt gelegen. Dein Mund, die Lippen wund und rissig, hing herunter, und niemand schien sich je die Mühe gemacht zu haben, dir die Zähne zu putzen. Deine Hände hattest du an den Stangen des Bettes kaputtgeschlagen, und ich verstand nicht, warum sie dir kein Bett ohne Seitenstangen gegeben hatten.
Ich betrachtete dich und wußte plötzlich genau: Es wird nie wieder gut. Doch sofort schüttelte ich diesen Gedanken ab.

„Hallo, Maus", sagte ich leise. Du wachtest von meiner Stimme auf, und dein Körper begann heftig zu zucken. So schlimm, daß ich wieder erschrak.
„Hi, Wuki, ich schwiwe", brachtest du mühsam heraus, freundlich, aber zugleich auch vorwurfsvoll. Durch mich war dein Scheißtremor wieder da. Doch ich sah, daß das Mona-Maus-Lächeln von deinem Gesicht verschwunden war.
Ich stellte die Tasche und die Mappe, die ich beide mitgebracht hatte, neben dem Bett ab, setzte mich auf den Rand, packte deine wild fuchtelnden Arme und kreuzte die Gelenke, so daß ich sie mit einer Hand festhalten konnte. Mit der anderen drückte ich deine zappelnden Beine gegen die Matratze. Obwohl dein Bett am Fußboden angeschraubt war, quietschte es doch. Langsam wurde aus den heftigen Bewegungen wieder ein leichtes Schütteln.
„Schau mal, ich habe Apfelsaft und Traubensaft mitgebracht", sagte ich gewollt fröhlich, als du dich wieder ein wenig gefaßt hattest. Ich holte zwei Flaschen aus der Tasche und stellte sie auf den Nachttisch.
Du reagiertest nicht. Deine Augen waren rot vom vielen Schlafen, mit halb geschlossenen Lidern starrten sie ins Nichts. Es war, als würdest du mich absichtlich ignorieren, als hofftest du, daß, wenn du mich nicht sahst, ich dich auch nicht sehen würde.
„Möchtest du etwas trinken?"

Ich hielt dir die Flaschen vors Gesicht. Du hattest immer Durst. Wieder begann dein Körper sich zu schütteln, denn es wurde ja eine Reaktion von dir verlangt.
„Dringe", sagtest du.
„Was möchtest du, Apfelsaft oder Traubensaft?"
„Awewab."
Neben dem Bett, auf dem Nachttisch, stand ein Zinnkännchen mit einer Tülle, aus der ein gebogener Trinkhalm ragte. Ich öffnete die Flasche Apfelsaft und machte das Kännchen halb voll. Dann versuchte ich, deinen Kopf zu heben und dich trinken zu lassen, aber dein Nacken war so steif, daß es mir nicht gelang. Ich stellte das Kännchen ab und schaute, ob das Kopfende deines Bettes verstellbar war. Es war so, aber während ich es hochschob, rutschtest du samt Laken und allem bis zu den Waden über das Fußende aus dem Bett. Ich erschrak so, daß ich das Kopfende fallen ließ. Blöd, blöd, blöd. Ich zog das Kopfende wieder hoch und befestigte es. Dann packte ich dich unter den Achseln und zerrte dich zurück ins Bett.
Wieder versuchte ich, dich trinken zu lassen, aber du hast so heftig gezuckt, daß der Apfelsaft aus dem Kännchen schwappte und dunkle Flecken auf deinen hellblauen Pyjama machte. Mit einem Taschentuch tupfte ich ihn auf. Wütend auf mich selbst, weil ich es nicht hinbekam. Als ich schließlich den

Trinkhalm in deinem Mund hatte, vergaßest du zu trinken.
„Am Strohhalm saugen, Maus“, sagte ich. Du gehorchtest roboterhaft. Nach ein paar Zügen mußtest du wieder nach Luft schnappen. Einmal hast du dich verschluckt und geprustet. Ich sprang zurück, um dem Nebel aus Apfelsaft auszuweichen, und das fand ich so zimperlich von mir, daß ich mich dann in meiner weißen Hose noch etwas näher zu dir hinschob: Du hättest mich sogar vollsabbern dürfen, wenn du gewollt hättest.
Weil du immer wieder vergaßest zu saugen, goß ich kleine Schlucke Saft in deinen Mund, und so gelang es mir, dich zwei Kännchen leer trinken zu lassen.
„Ich habe noch ein Geschenk für dich mitgebracht“, sagte ich, stand auf und nahm die Mappe. Ich zog die Zeichnung von dem Baum heraus, die du dir zu deinem Geburtstag gewünscht, aber nicht bekommen hattest. Triumphierend hielt ich sie hoch. „Schau doch.“
Du schautest nicht hin, also hielt ich dir das Bild vors Gesicht. Ich zwang dich, es anzuschauen.
„Seew schön“, sagtest du fügsam und schautest schon wieder weg.
Ich biß mir auf die Lippen und wußte in diesem Moment, daß ich einen großen Fehler gemacht hatte. Schnell legte ich die Zeichnung auf den Tisch

auf der anderen Seite des Zimmers, damit du sie nicht mehr zu sehen brauchtest. Was mußtest du bloß denken? Luuk hat gesagt, daß ich das Bild nur erben würde, und jetzt kriege ich es doch! Warum? Glaubt er etwa, daß ich sterbe und er es selbst wieder zurückerbt?

Ich hatte Angst, du würdest es so auffassen, obwohl ich es gar nicht so gemeint hatte. Ich hatte ja erst, als ich ins Zimmer gekommen war, gesehen, daß du bereits langsam stirbst; die Entscheidung, dir das Bild zu schenken, hatte ich viel früher getroffen. Ich wollte dir eine Freude damit machen. Oder? Ich sollte aufhören mit diesen idiotischen Gedanken. Du würdest überhaupt nicht sterben. Alles wird wieder gut, sagte ich mir. Trotzdem beschloß ich, diese Zeichnung nie wieder zurückzunehmen. Nie. Ich setzte mich wieder zu dir, streichelte dein Gesicht und deine Haare. Langsam fielen deine Augen zu. Ich sah, daß du einschliefst.

„Heute kann ich nicht so lange bleiben", flüsterte ich, „Mam sitzt unten im Auto und wartet, aber wenn du willst, komme ich morgen wieder." Ich stand auf. Durch das plötzliche Federn deiner Matratze gingen deine Augen wieder auf.

„Pwinkelen", keuchtest du. Ich lief nervös durch das Zimmer und rief: „Ja, und wie soll ich das denn tun?" Das quietschende Bett irritierte mich maßlos.

„Da. Fwasche."

An der Wand stand ein Urinal. Ich packte es und schlug dein Laken zurück. Inzwischen hatte ich mich schon so oft erschrocken, daß ich dies auch noch aushielt: Deine Beine waren bis zu den Leisten verbunden, und dein Bauch war ein Tal zwischen den spitzen Beckenknochen. Du warst so mager geworden, so mager, wie ich es nur auf Fotos von Leichen aus deutschen Konzentrationslagern gesehen hatte. Ich hätte weinen können.

Ich legte deinen Pimmel in den Flaschenhals, als wäre es das Normalste von der Welt, daß ich den Pimmel meines Bruders anfaßte. Aber mir ging nur ein Gedanke durch den Kopf: Hoffentlich geht nichts daneben.

Erst auf Kommando fingst du an zu pinkeln. Als du fertig warst, deckte ich dich wieder zu und verschwand hinter der Scheidewand, die das Waschbecken vom Zimmer trennte, um das Urinal auszuspülen.

„Luuk, geh nicht weg“, hörte ich dich plötzlich mit auffallend klarer Stimme rufen. Eine warme Welle schoß mir durch den Körper, weil ich so froh war, daß du mich bei dir haben wolltest.

„Nein, ich bleibe noch ein bißchen“, rief ich und lief schnell zurück zu deinem Bett. Ich kniete mich neben dich. Mit dem Handrücken streichelte ich deine Wange. Du fühltest dich warm und feucht an.

Mit langsamen und ruckartigen Bewegungen richtetest du die Augen auf mich, während dein Tremor langsam nachließ.
„Hallo, Lukie."
„Hallo, Maus", sagte ich leise. Ich lächelte, aber dein Gesicht blieb unbewegt, auch als du mich einen Augenblick lang durchdringend anschautest. Du schautest mich an, und das war das letzte Mal, daß du mich sahst.
„Wenn ich morgen komme ...", flüsterte ich. „Willst du überhaupt, daß ich morgen komme?" Keine Antwort. „Wenn ich dich morgen besuche, darf Mama dann auch mitkommen?"
Deine Augen fielen zu. Du atmetest schwer, zittertest aber nicht mehr. Ich streichelte dich weiter, fuhr zart mit meinen Fingern durch deine Haare, berührte deine Ohren, deinen Hals.
„Jetzt muß ich gehen", flüsterte ich, um die Stille nicht zu durchbrechen. „Bis morgen."
Du hast nicht protestiert. Ich schob mich vom Bett hinunter, beugte mich über dich und drückte dir sehr vorsichtig einen Kuß auf die Stirn. Ich hörte dich leise schnarchen und sah, daß du eingeschlafen warst. Ich schlich mich aus dem Zimmer und machte die Tür hinter mir zu. Auf Zehenspitzen ging ich weg. Erst als ich an drei anderen Zimmern vorbei war, wagte ich zu atmen und rannte aus dem Krankenhaus.

Am Sonntag bin ich wieder hingegangen, aber die Schwester sagte, du hättest eine neue Schlafkur angefangen und dürftest deshalb nicht besucht werden. Ehrlich gesagt, war ich erleichtert, daß ich dich nicht zu sehen brauchte.
Am Montag bist du gestorben. Als Mam es mir sagte, wußte ich es eigentlich schon, aber ich wollte es laut hören. Mein Bruder war für immer kaputt. Keine Garantie. Kein Tausch. Keine Reparatur. Vierzehn Jahre und sechs Monate wurdest du alt. Minus einem Tag.

Am zweiten September, das letzte Mal, als ich dich sah, war ich furchtbar erschrocken. Ich fühle jetzt noch immer, daß ich in diesem Moment buchstäblich einen Unfall erlebte, mit einer teilweisen Beschädigung des Gedächtnisses. Ich sah, was aus meinem schönen kleinen Bruder geworden war, wohin das ganze Wachstum vom Baby zum Kleinkind und dann zum Jungen und zum Teenager geführt hatte: ein Bruder am Rande des Todes. Auf meiner Netzhaut blieb dieses Bild als das einzige zurück, das noch zählte. Damit wurden alle Dinge, die ich früher über dich in meinem Kopf gesammelt hatte, mit einem Schlag unwahr. Du warst nicht mehr das Ekel, das auf meine Bilder Schnurrbärte gekritzelt hat. Dieser Junge war schon gestorben, hilflos, wie du da lagst. Du warst nicht mehr

der Sammler alter Landkarten. Der Junge war auch schon gestorben. Du warst nicht mehr der Bruder, der immer wissen wollte, was ich plante. Dieser Junge war auch nicht mehr da. Und was spielten die Erinnerungen an alltägliche Dinge noch für eine Rolle, als ich dich da zu Ende gelebt im Bett liegen sah? Sie zersprangen alle in Scherben. Nur das eine Bild blieb scharf und für immer in meinem ansonsten leeren Kopf: Du, sterbend. Verstehst du jetzt, warum ich mir manchmal lieber ein altes Foto von dir in Erinnerung rufe? Das tut weniger weh.
Am Montag hast du dann beschlossen, keine neue Woche mehr anzufangen. Du gabst das Leben auf. Oder Gott stahl es dir, der schmutzige Dieb.
Mam kam um zwei Uhr nachmittags im Krankenhaus an. Sie war gerade auf dem Weg zu deiner Abteilung, als die Schwestern mit dir auf einer Liege vorbeirannten, auf dem Weg zur Intensivstation. Mam wollte hinter ihnen her, konnte sich aber nicht rühren, sagte sie. Sie stand noch immer auf derselben Stelle, die blöde Tasche voller Fruchtsäfte, als sie zu ihr kamen und ihr sagten, daß du tot warst. Dein Stammhirn hatte das Signal „Atmen!“ nicht mehr weitergegeben, also hörtest du auf zu atmen. Ich weiß nicht, ob das dasselbe ist wie ersticken. Aber ich verstand es sowieso nicht, so war es nicht abgemacht! Wie konnte ein Junge von vierzehneinhalb, der in der psychiatrischen Abteilung

lag, weil er psychische Probleme hatte, an so etwas sterben? Niemand stirbt einfach, weil der Arzt sagt, daß er zu wenig Aufmerksamkeit bekommen hat. Und dennoch ist es passiert.
Du bist ganz allein gestorben. Ich hoffe, du hast es nicht gemerkt, daß du stirbst. Ich hoffe, daß du geschlafen hast, als es passierte. Oder daß du zufällig ein letztes Mal geblinzelt hast und über deine Wimpern gestolpert bist.

Maus, als du gestorben warst, konnte niemand erklären, warum oder woran. In den Fällen, in denen die Todesursache nicht klar ist, wird eine Obduktion vorgenommen. Das bedeutet, daß nach deinem Tod dein Körper geöffnet wurde, um danach zu suchen, was falsch gelaufen war.
Wir wußten, daß ein letzter Arzt Hand an dich gelegt hatte, aber wir bekamen keinen Untersuchungsbericht. Mam und Pap haben fast jeden Tag Dr. H. angerufen, weil er der leitende Arzt der Ärzte war, die dich behandelt hatten. Sie wollten das Ergebnis der letzten Untersuchung wissen; wir wollten wissen, woran du gestorben warst, denn wir konnten nicht glauben, daß ein Mangel an Aufmerksamkeit schuld gewesen sein sollte. Als hätten deine Mutter und dein Vater und ich dich ermordet.
Mam und Pap kamen nie über die Assistentin von Dr. H. hinaus, und diese hatte drei Ausreden parat:

Der Herr Doktor hat noch keinen Einblick in den Bericht, der Herr Doktor ist nicht anwesend, der Herr Doktor ist gerade bei einem Patienten. Aber Mam und Pap ließen nicht locker, sie telefonierten weiter.

Es hat fast ein halbes Jahr gedauert, bis endlich die Antwort kam.

Vor anderthalb Wochen bekamen wir Post von der Assistentin von Dr. H. Sie schickte uns seelenruhig den Bericht von der Leichenschau, ohne Erklärung, sollten wir doch sehen, wie wir weiterkamen.

Mam hatte ein kleines Stück gelesen, dann rannte sie zur Toilette und übergab sich. Das war für Pap Grund genug, den Bericht überhaupt nicht anzuschauen. Ich habe gesagt, ich wolle ihn unbedingt lesen. Es war mir egal, wie schlecht mir werden würde. Ich durfte.

Der Obduktionsbericht, wie es offiziell heißt, ist ein widerliches letztes Porträt von dir, Maus. Es steht darin, was du nach vierzehneinhalb Jahren Arbeit und Wachsen geworden bist. Nicht von außen, sondern von innen. In trockenen medizinischen Worten werden deine Organe eines nach dem anderen beschrieben, als Ganzes oder scheibchenweise.

Ich brauchte mich nicht zu übergeben wie Mam, aber mir liefen bestimmt hundert kalte Schauer über den Rücken. Daß sie einen so kühlen, strohtrockenen Bericht an Eltern schicken, für die der

Leichnam einen Namen hatte, kann ich nicht begreifen. Ich werde dich auch nicht mit grausigen Details ermüden, sondern nur soviel: Alle Organe, die ein Mensch zu haben hat, waren bei dir vorhanden. Vielleicht willst du das wissen. Als du lebtest, warst du also ein kompletter Mensch.
Mam und ich sind mit dem Bericht zu unserem neuen Hausarzt gegangen, und der hat es uns erklärt. Du bist an einer Krankheit gestorben, die Wilsonsche Krankheit heißt. Das bedeutet, daß Mam recht hatte, als sie immer sagte, du hättest keine psychischen Probleme, sondern wärst einfach krank. Und ich hatte unrecht. Ich gebe es zu.
Wir hatten noch nie etwas von dieser Wilsonschen Krankheit gehört, und ich nehme an, du auch nicht. Deshalb werde ich versuchen, es dir zu erklären, so gut ich kann.

Essen ist gesund, aber natürlich nicht, wenn es direkt in die Adern gestopft wird. Der Körper zerlegt das, was man ißt, in Stoffe, die man braucht, und der Rest wird ausgepinkelt oder ausgeschissen. Wilson ist eine ziemlich seltene Stoffwechselerkrankung, bei der der Körper das Metall Kupfer, das sich genau wie Eisen (du weißt schon, Spinat) in der Nahrung befindet und von dem man auch ein kleines bißchen braucht, nicht als Abfallstoff erkennen kann. Statt das meiste Kupfer wieder auszuscheiden, häuft er es in Organen an, in denen normalerweise nur winzige Mengen Kupfer sind, zum Beispiel im Gehirn und in der Leber. Zuviel Kupfer vergiftet die Organe. Sie sterben ab. Nicht auf einmal, sondern ganz allmählich. Überall, wo gesundes Gewebe betroffen wird, entsteht eine Narbe in Form von Bindegewebe. Du könntest es mit dem Stroh in einem Plüschtier vergleichen.

Weil du ganz normal weitergegessen und deshalb immer mehr Kupfer in den Körper bekommen hast, hast du dich langsam von innen vergiftet, ohne daß jemand es gemerkt hat. Deine Organe wurden sozusagen zu Stroh. Kein Wunder, daß alles an dir anfing zu stocken. Kein Wunder, daß du immer verwirrter und immer schweigsamer wurdest. Wie solltest du auch in einem Gehirn voll Stroh Informationen wiederfinden?

Das Zittern wurde von deinem angegriffenen Gehirn verursacht. Und das Mona-Maus-Lächeln auf deinem Gesicht war kein heimliches Schmunzeln, sondern kam von der Krankheit. Im medizinischen Fachjargon heißt es „grimassenartiges Lachen" und ist ein typisches Kennzeichen von Wilson. Ich weiß nicht, wie das kommt. Vielleicht reagiert der Teil des Gehirns, der das Signal gibt, die Gesichtsmuskeln zu einem Lächeln zu verziehen, am sensibelsten auf Kupfer. Die Spitze des Spotts: lachend in den Tod gehen.

Das ist es, Maus, und kein Arzt hat es entdeckt. Mit meinen eigenen Augen habe ich in der Bibliothek gelesen, daß man Menschen mit einem Tremor auf häufiger vorkommende Krankheiten untersucht, für die Zittern als Kennzeichen dient. Und das ist auch passiert, wenngleich diese Art Krankheiten vor allem bei alten Menschen vorkommen. In dem Buch steht, daß bei jüngeren Patienten auch noch geprüft werden muß, ob es sich vielleicht um Wilson handelt. Und diese Untersuchung wurde nicht vorgenommen.

„Die psychischen Probleme waren also gar keine psychischen Probleme?" fragte Mam zur Sicherheit noch den Hausarzt.

„Nicht in dem Sinn, daß sie eine Ursache in einer seelischen Erkrankung hatten. Marius hatte natürlich psychische Probleme, aber die wurden durch die körperlichen Qualen verursacht."

„Aber wenn die Krankheit so selten ist", fragte ich, „ist es vielleicht ganz logisch, daß die Ärzte sie nicht gefunden haben."

„So selten ist diese Krankheit nun auch wieder nicht. Es war einfach kein Arzt da, der daran gedacht hat. Sie haben alle die Spur verfolgt, auf die sie der erste Arzt gesetzt hatte, und daran haben sie festgehalten. Und wenn Ärzte mal etwas im Kopf haben, schalten sie das Denken aus, muß ich leider sagen."

„Wenn sie die Krankheit entdeckt hätten, wäre Marius am Leben geblieben?“
„Nein“, sagte der Hausarzt. „Marius wäre auch dann gestorben.“
Als wir nach Hause kamen, hat Mam Dr. H. angerufen, und sie bekam ihn sogar ans Telefon. Sie hat ihm höflich die Hucke voll geschimpft, und Dr. H. hat den Hörer aufgeknallt, nachdem er Mam noch angefaucht hatte: „Auch wenn wir gewußt hätten, daß es die Wilsonsche Krankheit war, hätten wir nichts ausrichten können. Da konnte man nichts machen. Guten Tag, gnädige Frau.“
Maus, du hattest recht: Du warst nicht verrückt. Sie haben dich in die falsche Abteilung gelegt! Diese Scheißärzte! Sie haben jeder von jedem abgeschrieben und immer die falsche Antwort übernommen. Und wir können nichts dagegen tun. Mam hat den Hausarzt gefragt, ob es Sinn hat, eine Klage einzureichen, weil die Ärzte immer wieder die falsche Diagnose gestellt haben. Aber es ist klar, daß wir keine Chance haben. Als du noch lebtest, haben die Ärzte nämlich nur Vermutungen darüber geäußert, was dir fehlte, aber sie haben nie eine Diagnose gestellt. Tja, und *keine* Diagnose kann unmöglich eine falsche Diagnose sein.

Aber das ist noch nicht alles, Maus. Die Krankheit ist erblich. Als du geboren wurdest, wußte dein

Körper schon, daß du irgendwann einmal Wilson bekommen würdest.
Zufällig sind sowohl Mam als auch Pap, ohne daß sie es wußten, Träger der Krankheit. Sie wurden nicht selbst krank, weil sie beide nur die Hälfte der Krankheit in ihren Genen haben. Aber gemeinsam konnten sie Wilson auf ihre Kinder übertragen. Jedes ihrer Kinder hat vier Möglichkeiten: eine, die Krankheit zu bekommen, und drei, um sie nicht zu bekommen. Du hast Pech gehabt.
Wir waren Brüder und uns daher ein bißchen ähnlich. Für mich gelten genau die gleichen Chancen. Ich habe eine Chance, daß ich die kranke Hälfte von Mam und die kranke Hälfte von Pap geerbt habe. In diesem Fall bekomme ich Wilson, genau wie du. Es gibt eine Chance, daß ich die gesunde Hälfte von Mam und die gesunde Hälfte von Pap geerbt habe. Dann ist nichts los. Die beiden anderen Chancen sind, daß ich die kranke Hälfte von Mam und die gesunde von Pap oder die gesunde von Mam und die kranke von Pap geerbt habe. Dann werde ich nicht krank, kann aber Wilson an meine Kinder vererben (die werden also froh sein, daß sie nicht geboren werden).
Gleich um elf Uhr habe ich einen Termin beim Augenarzt im Krankenhaus, und am Mittwoch muß ich zum Internisten. Sie untersuchen, ob ich Anzeichen der Wilsonschen Krankheit habe.

Natürlich bin ich nervös, aber nicht so, wie ich glaubte, daß ich sein würde. Es ist doch nichts zu ändern. Und ich will es mir nicht schöner vorstellen, als es ist, aber wenn ich die Krankheit bekomme, wird die Ungerechtigkeit, daß ein älterer Bruder den jüngeren überlebt, wenigstens ein bißchen ausgeglichen. Dann ist auch die Frage gelöst, ob ich noch ein Bruder bin, nachdem du gestorben bist, denn dann sind wir einfach zwei tote Brüder.
Glaub ja nicht, daß ich hoffe, die Krankheit zu bekommen, ich will nicht sterben, noch nicht mal für dich. Das verstehst du doch, oder?
Nur Mam und Pap und ich wissen es, aber wir sprechen nicht darüber. Es ist eine Art Tabu. Als Mam sagte, sie würde heute deine Sachen verbrennen, dachte ich: Sie macht klar Schiff, damit sie vielleicht mit dem Trauern um mich beginnen kann. Aber ich sagte nichts. Es hat auch keinen Sinn, denn Mam würde das nie zugeben.
Vielleicht soll ich dir noch schnell erklären, warum ich zum Augenarzt muß. Die Krankheit ist durch eine Augenuntersuchung sehr leicht festzustellen (kein Arzt hat sich die Mühe gemacht, dich mal genau anzusehen; haben sie dich eigentlich gefragt, wie du heißt?). Denn Kupfer sammelt sich auch in den Augen an und ist mit den richtigen Apparaten als grüner Ring sichtbar.

Der Internist wird am Mittwoch meine Leber untersuchen. Nein, er schneidet mich nicht auf … jedenfalls nicht sofort.
Ich mußte vorhin plötzlich denken: Angenommen, wir haben unsere Homosexualität ebenfalls von unseren Eltern geerbt, so wie die blonden Haare? Daß Mam und Pap nur Träger der Anlage sind und also selbst nicht homosexuell (übrigens auch nicht blond), aber die Homosexualität sehr wohl an ihre Kinder vererben könnten? Das wäre doch ein hübscher Witz!
Maus, es ist schon sechs Uhr morgens. Eben torkelte ein Festschwein als Dracula verkleidet vorbei und hinterließ eine Kotzspur. Vermutlich zuviel Blut gesaugt. Und ich sah die Katze der Nachbarn heimlich über die Straße schleichen. Sie hat ausgesehen, als denke sie: Wenn ich vor dem Morgengrauen zu Hause bin, fragen sie nicht, wo ich heute nacht gewesen bin. Das gilt auch für mich. Also gute Nacht, Maus.

Vormittag

Lieber Maus,

ich hatte zur Sicherheit den Wecker gestellt, aber ich wachte schon nach zwei Stunden auf, aus einem Traum. Es war einer der schönsten Träume, die ich je hatte, und vielleicht fühle ich mich deshalb so zufrieden, ausgeschlafen und ausgeruht.
Es war eine prachtvolle Insel im Meer, eine Insel von dir und mir gemeinsam. Die Sonne schien. Wir standen auf der Insel, waren sie aber auch selbst. Die Insel hieß Pangaea, das weiß ich ganz genau.
Plötzlich passierte etwas Schreckliches, aber ich erschrak überhaupt nicht, weil alles in Zeitlupe geschah: Die Insel brach in der Mitte auseinander. Wir standen jeder auf einer Hälfte und hielten uns an den Händen. Aber die Teile begannen, langsam auseinanderzutreiben, und ich mußte dich loslassen.
In diesem Moment fielst du langsam mit dem Gesicht ins Meer. Ich machte einen Satz wie ein geschmeidiger Hirsch und erreichte gerade noch deine Inselhälfte. Aber als ich dich an den Haaren aus dem Wasser zog, warst du schon ertrunken. Das machte nichts, denn wir waren zusammen, und das war das Wichtigste.

Ich sah, daß meine Inselhälfte langsam aus meinem Blickfeld trieb und hinter dem Horizont verschwand. In aller Gemütsruhe begann ich, ein Loch zu graben, und das dauerte die ganze Nacht. Als es Morgen wurde, sah ich in die andere Richtung und entdeckte am Horizont einen Punkt, der immer größer wurde. Es war meine Hälfte der Insel, die, genau wie deine, um den halben Erdball getrieben war. Und da stießen die beiden Hälften wieder zusammen. Doch was früher Küstengebiet war, war jetzt Binnenland.

Ich schleppte dich bis in die Grube, warf aber keinen Sand über dich. Und dann ging ich zurück zu meiner Hälfte von Neu-Pangaea. Ende eines schönen und vor allem friedlichen Traums. Vielleicht, weil die Sonne und der Mond so tapfer schienen.

Um Viertel vor neun, Papa saß schon längst in seinem Büro, ging ich mit einer Tasse Kaffee hinauf zu Mam, weil ich unbedingt wissen wollte, wann sie vorhatte, deine Sachen zu verbrennen. Ich dachte: Ich könnte sie schlafen lassen, dann schafft sie es nie, dein Zimmer leer zu räumen und alles zu verbrennen, bevor ich vom Augenarzt zurück bin. Aber genausogut kann es sein, daß sie eine Minute nach meinem Weggehen aufsteht und alles schon brennt, während ich noch im Wartezimmer sitze.

Und dann hat es keinen Sinn mehr, ihr mit einer großen Geste dieses Tagebuch auszuhändigen.
Ich flüsterte ihr ins Ohr: „Guten Morgen, Kaffee."
Wie von einer Tarantel gebissen, fuhr sie hoch. Sie riß ihre verschlafenen Augen auf und sagte: „O Gott, ich habe verschlafen. Ich muß dich ins Krankenhaus fahren."
„Nein, ich will allein fahren, und ich muß erst um halb elf weg."
Mam sank ins Kissen zurück und drehte mir den Rücken zu.
„Ach ja. Warum weckst du mich dann auf? Ich möchte noch ein bißchen schlafen."
„Um wieviel Uhr willst du die Sachen von Marius verbrennen?"
„Ich habe noch den ganzen Tag Zeit. Was weiß ich. Irgendwann heute nachmittag. Und kannst du mich jetzt in Ruhe lassen?"
„Mam?"
„Nein."
„Gut, dann nicht."
„Also gut."
„Ich habe eine Frage."
„Es ist rot, sitzt in einer Ecke und wird immer kleiner? Ein kleiner Junge mit einem Käsemesser."
„Mam! Kannst du nicht mal zuhören?"
„Hm."

„Als Marius starb, bist du einfach weiter Mutter geblieben, meine Mutter nämlich. Aber ich habe meinen einzigen Bruder verloren. Meine Frage ist: Bin ich noch immer ein Bruder, oder bin ich zu einem Einzelkind geworden?"
„Was für eine Frage am frühen Morgen." Ihr Kopf blieb bewegungslos auf dem Kissen liegen. Ich dachte, sie wolle mir keine Antwort geben, dann tat sie es aber doch. „Ich glaube, das mußt du selbst für dich bestimmen."
„Ich glaube, ich bin noch immer Bruder, aber von niemandem mehr."
„Fein, mein Junge."
„Nein, ich will wissen, wie du das siehst."
Es schien, als sei Mam wieder eingeschlafen, aber nach einer Weile begann sie zu sprechen: „Ich werde manchmal gefragt, wieviel Kinder ich habe. Mal sage ich zwei, dann wieder eines. Und neulich habe ich deinen Vater sagen gehört, er habe ein Kind und eines fehle ihm." Mam drehte sich um und blickte mich mit dicken Augen an. „Ich bin noch immer Marius' Mutter, das steht in meinem Familienbuch. Du stehst auch drin, also nehme ich an, daß du noch immer sein Bruder bist." Sie streckte ihre Hand Richtung Nachttisch aus. Ich reichte ihr den Kaffee.
„Auch wenn es ihn nicht mehr gibt?"
„Ich weiß noch gut, daß Marius nicht rauskommen wollte, als er geboren wurde. Ich preßte und preßte,

und der kleine Kerl klammerte sich an meiner Gebärmutter fest. Als Mutter vergißt man so etwas nicht."

„Ich verstehe nicht, was du meinst." Ich ließ mich auf die Knie fallen.

„Du sagst immer, daß mein Bauch zu dick ist, aber daran seid ihr schuld. Du und Marius, ihr habt meinen Bauch ausgeleiert, als ihr drin gewachsen seid."

„Tut mir leid."

„Aber es ist nur zur Hälfte deine Schuld", sagte Mam mit einem hinterhältigen Lächeln um den Mund. „Nach deiner Geburt wurde mein Bauch wieder schön straff. Aber dann kam Marius, und der hat meinen Bauch zum zweiten Mal gedehnt. Na ja, man kann das Gummiband in einer alten Unterhose nicht ewig überdehnen."

„Du meinst, dein Bauch ist der Beweis, daß du Mutter von mehr als einem Kind bist?"

Mam schaute mich an und lächelte. Ich dachte, das Gespräch sei zu Ende, und wollte aufstehen, als sie weitersprach: „Ab dem siebten Monat hast du manchmal rausgeschaut, weil du es so eilig hattest, geboren zu werden." In ihren Augen blitzte etwas. „Verrückt. Ich dachte, du würdest ein Hektiker werden und Marius ein ängstliches Vögelchen, aber es war eher andersherum."

„Ich bin kein ängstliches Vögelchen. Vielleicht ein sterbender Schwan."

Mam blickte mich lange an. Dann sagte sie: „Du weißt es bestimmt nicht mehr, aber als du elf warst und dein Vater und ich in die Schweiz gefahren sind, um Urlaub zu machen, bekam ich einen Brief von dir."

„Das habe ich vergessen."

„Ich weiß Wort für Wort, was in dem Brief stand."

Ich verstand nicht, was der Brief mit meiner Frage zu tun hatte, aber neugierig war ich schon.

„Liebe Mama, Tante Kees sorgt sehr gut für uns, und ich hoffe, daß du und Papa eine schöne Zeit in den Bergen habt. Ich habe aber so ein Bauchweh. Wo liegen die Aspirintabletten doch wieder?"

„Daran kann ich mich überhaupt nicht erinnern."

„Dein Brief war tagelang unterwegs gewesen, also habe ich sofort Tante Kees angerufen, um ihr zu sagen, daß du Bauchweh hattest." Sie streckte die Hand aus und fummelte an meinem Ohrläppchen. „So warst du von Anfang an: Wenn dir etwas weh tut, darf es keiner wissen."

Ich schwieg.

„Deshalb bist du auch immer mein kleiner Held gewesen", sagte sie leise. „Oft krank und nie geklagt, während Marius schon jammerte, wenn das Rosa einer Zuckerstange ihm zu grell für die Augen war."

„Das ist nicht wahr", sagte ich. „Die ganze Zeit, als er krank war, habe ich ihn nie klagen gehört."

Mam zog ein eisiges Gesicht, nur ihre rechte Augenbraue ging nach oben. „Da hast du recht", sagte sie in festem Ton. „Ich habe immer gehofft, daß es deswegen war, weil er keine Schmerzen hatte." Sie nahm einen Schluck Kaffee und blickte sich um. „Wo ist die Zeitung? Die hast du bestimmt wieder vergessen."

Jetzt muß ich weg, Maus. Wenn die Untersuchung nicht zu lange dauert, reicht die Zeit vielleicht noch, daß ich dir erzähle, wie es bei dem Augenarzt abgelaufen ist. Ich hoffe, daß du das noch wissen willst.
Ich finde es unheimlicher, als ich zugeben will, aber ich möchte nicht, daß Mam mich hinbringt. Wenn der Arzt sagt, daß ich sterben werde, dann möchte ich zu Mam und Pap sagen können, es sei nichts los. Meiner Meinung nach ist das mein gutes Recht.

Nachmittag

Lieber Maus,

als ich in unsere Straße einbog und zu unserem Haus hinschaute, meinte ich, einen Rauchfaden zu sehen. Daheim bin ich erst einmal nach hinten gerannt, um zu sehen, ob Mam schon ein Feuer im Garten angemacht hatte. Sie hatte noch nicht mal damit begonnen! Sie schleppte Kartons mit deinen Sachen in den Garten. Ich fragte, ob sie Hilfe brauche.
„Ich möchte es allein tun", sagte sie, aber wenn ich den Küchenstuhl in den Garten stellen würde, hätte sie nichts dagegen. Sie fragte nicht, wie es beim Augenarzt gewesen war.
Bevor ich mich hinsetzte, um weiterzuschreiben, habe ich noch in dein Zimmer geschaut. Das ist ganz leer. Dein Bett steht noch drin, dein Schreibtisch und ein Stuhl. Sonst ist alles weg. Auch die Scheißzeichnung. Ich werde froh sein, wenn die verbrannt ist.
Weiße Flecken auf der Tapete zeigen, wo die Karten und Poster gehangen haben. Plötzlich fällt mehr Licht ins Zimmer, wenigstens sieht es so aus.

Maus, du weißt, was ich vorhabe, und du bist doch damit einverstanden, oder? Gleich werde ich Mam unser Tagebuch bringen, damit sie es verbrennen kann. Ich muß aufpassen, wie weit sie ist. Deshalb bin ich noch mal schnell ins Gästezimmer gelaufen und habe aus dem Fenster geschaut. Ich sah, daß Mam vier Kartons voller Sachen hatte. Soviel Zeit bleibt mir also noch zum Schreiben.

Um zwei Minuten vor elf meldete ich mich am Schalter des Krankenhauses. Ich brauchte nur eine Viertelstunde zu warten, auch wenn es mir wie eine Stunde vorkam. Dann mußte ich mich hinter einen großen Apparat setzen, der wie ein Folterwerkzeug aussah.
„Ich tropfe dir jetzt ein Betäubungsmittel in die Augen“, sagte die Ärztin, während ich meine Stirn gegen einen Bügel drückte; ich durfte mich nämlich nicht bewegen und auch nicht blinzeln.
„Warum müssen Sie die Augen betäuben, wenn Sie nur hineinschauen wollen?“ fragte ich besorgt.
„Ich muß dieses Ding da auf deine Linse setzen und ohne Betäubung würde das zu sehr weh tun.“ Sie zeigte mir ein Instrument. Es war ungefähr so groß wie eine Batterie, und ich wollte es nicht auf meinen Augen haben, aber ich traute mich nicht, etwas zu sagen. Sie nahm eine Flasche und drehte den Verschluß ab. „Bereit?“
„Hm“, machte ich. Man soll nicht unnötig jammern, aber man braucht auch nicht so zu tun, als wäre nichts.

Kalte Tropfen fielen in meine Augen, und ich kämpfte gegen den Drang zu blinzeln. Ich fühlte ein Prickeln wie von tausend winzig kleinen Nadeln, aber ich sagte nichts. Ich hielt die Luft an, als ich den Apparat näher kommen sah. Dann wurde es schwarz vor meinem einen Auge. Ich konnte das Ding deutlich auf meiner Linse fühlen, aber weh tat es nicht. Ich hielt den Blick starr nach vorn gerichtet, denn ich durfte gar nicht daran denken, daß ich, mit dem Ding auf den Augen, fröhlich herumschauen sollte! Und dann stellte sich heraus, daß das Ding gar nicht das richtige Gerät war, sondern nur ein Hilfsmittel.
Die Ärztin nahm einen anderen Apparat, der ungefähr so groß war wie eine Fotokamera, und klickte es auf dem Hilfsmittel ein. Ich dachte: Gleich schiebt sie mir das ganze Zeug durch das Auge ins Gehirn, und dann werden meine Gedanken endgültig zu Matsch. Aber das passierte zum Glück nicht.
Es tat nicht wirklich weh, aber es war sehr unangenehm, und mir wurde plötzlich heiß. Warum schaute sie so lange hinein? Ich fühlte, daß ich langsam anfing zu zittern vor Nervosität, und deshalb sagte ich etwas Blödes, in der Hoffnung, das Zittern würde aufhören. „Wenn Sie schon hinschauen, welche Farbe haben meine Augen eigentlich?"
Sie lachte. „Du hast doch schon mal in den Spiegel geschaut, oder?"

„Ja“, sagte ich. „Meiner Meinung nach habe ich grüne Augen, aber alle, die mich flüchtig anschauen, sagen, ich hätte braune.“

„Es ist ein Mosaik aus allen möglichen Farben“, sagte sie. „Du hast vor allem sehr viel Grün im Auge, aber auch einige Brauntöne, von Holz bis Gold.“

Oje, dachte ich.

„Ist das Gold Kupfer?“ fragte ich, fast ohne die Lippen zu bewegen.

„Nein, es ist einfach eine goldene Farbe, ein bißchen wie Ocker.“

„Oh, aber das Grün, ist das Grün vom Kupfer?“

„Nein, nein, das ist einfach deine Augenfarbe.“ Sie richtete sich auf, nahm den Apparat vom Hilfsmittel und sagte: „Alles in Ordnung.“ Mit einem leichten Plopp löste sie das Hilfsmittel von meiner Linse. Ich mußte mir die Augen reiben, weil ein kalter Luftzug hängengeblieben war.

„Keine grünen Ringe?“

„Keine Ringe.“

„Also kein Wilson?“

„Nein, jedenfalls nicht jetzt. Aber ich glaube, daß du Ende der Woche noch eine andere Untersuchung machen mußt, nicht wahr?“

Ich nickte.

„Ich würde mir keine Sorgen darüber machen, Lukas. Die Gefahr ist wirklich sehr gering, daß du auch die Wilsonsche Krankheit hast.“

„Aber wie groß ist die Gefahr, daß ich sie in Zukunft mal bekomme?“

„Darüber läßt sich wenig sagen.“

In diesem Moment fühlte ich mich erleichtert und zugleich wieder schuldig. Wir waren Brüder, und wir haben ein großes Geheimnis miteinander geteilt. Also waren wir einander ähnlicher als normale Brüder. Aber wie eine Richterin hatte die Augenärztin ein vorläufiges Urteil gefällt: „Was die Wilsonsche Krankheit betrifft, erkläre ich diese Brüder für ungleich.“ Die Trennung von Brüdern. Wir treiben auseinander wie die Kontinente von Pangaea, Maus. Aber du hast selbst geschrieben, daß die auseinandergebrochenen Kontinente noch immer treiben und irgendwann auch wieder zusammenstoßen werden. Dann entsteht ein neuer Kontinent. Wie in meinem Traum. Neu-Pangaea.

„Aber wie geht es weiter?“ fragte ich die Augenärztin. „Wenn ich nächste Woche wiederkomme und dann doch grüne Ringe habe, muß ich also sterben.“

Sie schaute mich dumm an. „Wie kommst du denn darauf?“

„Wilson kann man doch nicht heilen.“

„Das ist entschieden nicht wahr“, sagte sie so gemessen und so autoritär, daß es mich verwirrte.

„Wirklich?“ sagte ich. „Der Hausarzt und Dr. H. haben gesagt, daß mein Bruder ohnehin gestorben wäre.“

„Oh, aber Junge, da hast du etwas falsch verstanden. Für deinen Bruder war es zu spät, aber für dich nicht. Wenn du das erste Mal mit einem Wehwehchen zu deinem Hausarzt gehst, wird er die Wilsonsche Krankheit in seine Überlegungen einbeziehen. Und dann kann die Krankheit unter Kontrolle gehalten werden, mit Diäten und Medikamenten. Was die Ärzte meinten, war, daß die Krankheit deines Bruders schon zu weit fortgeschritten war, als daß man noch etwas hätte tun können. Du mußt einfach rechtzeitig etwas unternehmen. Verstehst du?"

Offenbar sah ich so jämmerlich aus, daß sie mir ein Glas Wasser holte. Es war lieb gemeint, aber ich brauchte das Glas Wasser nicht, ich fragte, ob ich gehen könne. Sie nickte.

Ich bin sofort aus dem Krankenhaus gerannt und habe mir eine stille Ecke gesucht, weil ich dringend heulen mußte. Ich fühlte mich so schrecklich traurig, weil mir eines klargeworden war: Hätten die Ärzte rechtzeitig entdeckt, an welcher Krankheit du littest, würdest du jetzt noch leben. Aber die blöden Kerle fanden es erst heraus, als du schon tot warst. Zu spät für dich, aber dank dir nicht zu spät für mich. Die Vorstellung, daß du mich, falls ich die gleiche Krankheit bekommen sollte, von vornherein retten würdest, ist ein Opfer, das ältere Brüder den jüngeren gönnen müssen. Das ist der Stoff, aus

dem Märchen gemacht sind. So werden sie Helden. Aber ich gönnte es dir nicht.
Ich mußte heulen vor Wut. Ich fühlte mich betrogen. Weil dieser Scheißdoktor H. nicht sofort Alarm geschlagen hat, als herauskam, an welcher Krankheit du gestorben bist. Fast sechs Monate hat er getrödelt, obwohl er wußte, daß es sich um eine Erbkrankheit handelte und daß nur am Anfang noch etwas zu machen ist. Dieser Scheißkerl hat mein Leben aufs Spiel gesetzt! Er hätte uns auf der Stelle anrufen und erklären müssen, wie wichtig es war, daß ich mich untersuchen ließ. Aber er hat ein halbes Jahr geschwiegen. Dieser Kerl hätte mich notfalls einfach sterben lassen, weil es ihm besser in den Kram paßte.
Auf dem Heimweg hatte ich Gegenwind. Zu Recht, fand ich. Durch das, was ich von der Augenärztin erfahren hatte, war mir die Last der Wilsonschen Krankheit von den Schultern genommen, also durfte mir nun ruhig etwas Widriges passieren. Selbst wenn es nur Gegenwind war.

Ich bin mal schnell ins Gästezimmer gelaufen, um einen Blick aus dem Fenster zu werfen. Mam hat schräg vor dem Kirschbaum ein Feuer angemacht. Sie sitzt in ihrem Wintermantel auf dem Küchenstuhl und wirft deine Sachen in die Flammen.

Das hat sie sich wirklich schön ausgedacht. Zum Glück werde ich an ihrem Ritual teilhaben, wenn ich ihr dieses Tagebuch bringe. Das wird mein Abschied von dir sein. Und die Zeit drängt, denn Mam ist schon fast beim letzten Karton.

Leider habe ich keine glasklaren Beweise in die Hände bekommen, um zu entscheiden, ob ich noch Bruder bin oder nicht. Trotzdem habe ich eine Antwort gefunden, die mir logisch erscheint. Zufällig. In der vergangenen Nacht schrieb ich aus Versehen: „Als wir beide noch lebten …“ Ich wollte das verbessern, denn du lebst nicht mehr, ich aber schon. Ich habe es nicht getan. Es steht gut da. Mir kamen nämlich alle möglichen Erinnerungen, von denen ich dachte, ich hätte sie verloren. Ich habe dich vor mir gesehen, als Jungen von zehn, von zwölf, von vierzehn. Aber auch ich kam in diesen Erinnerungen vor, als Junge von elf, dreizehn, fünfzehn. Und alle stammten sie vom 2. September des letzten Jahres oder aus der Zeit davor. Nach dem 2. September sind keine Erinnerungen mehr dazugekommen, in denen wir Brüder sind. Es gibt keine Erinnerungen, in denen du fünfzehn bist und ich sechzehn. Diese Brüder gibt es nicht. Das ist eine Tatsache.
Verstehst du, was das bedeutet, Maus? Als du starbst, starb auch der Bruder, der ich gewesen war. Ich habe dir von dem elektrischen Prickeln erzählt, das ich

fühlte, als Mam mir sagte, daß du gestorben warst; das wird der Moment gewesen sein, in dem der Bruder in mir starb. Doch damit ist nicht alles gesagt, denn ich lebe noch, und die Erinnerungen, die ich habe, gibt es wirklich. Und heute nacht hatte ich ganz deutlich das Gefühl, daß etwas von dir am Leben geblieben ist. Wir haben uns irgendwo getroffen. Das war nicht in meinem Zimmer, denn da warst du nicht. Es war auch nicht an deinem Grab oder im Himmel, denn da war *ich* nicht. Eigentlich ist es auch egal, wo es war. Notfalls haben wir uns auf dem halben Weg getroffen, auf Neu-Pangaea, unserer schönen Insel, von der niemand weiß, wo sie liegt.

Wichtiger ist: Es ist also noch etwas von dir am Leben, und ich glaube, ich weiß, wie das möglich ist. Wenn es nämlich wahr ist, daß mit dir der Bruder in mir gestorben ist, dann ist es ebenso wahr, daß mit mir der Bruder in dir noch lebt! Das ist ganz logisch, denn wo wäre der Bruder in dir sonst geblieben? Der Bruder in dir, das bin ich.

Dieser Bruder bleibe ich, und ich werde es immer bleiben, solange ich lebe. Dafür brauche ich das Tagebuch nicht. Du hast es ja schon längst über meine Schulter mitgelesen.

Tschau, lieber Maus, einen Kuß von

deinem Bruder.

ABEND

Lieber Maus,

ich habe mich schon von dir verabschiedet, nun bin ich mit Neuigkeiten wieder da:
Dieses Tagebuch wird dir nicht im Rauch nachgeschickt. Laß mich erzählen, wie es dazu gekommen ist.
Als es schon höchste Zeit war, bin ich hinuntergegangen, um Mam das Tagebuch zu bringen. Ich sah, daß die Tür zum Büro offenstand, also habe ich um die Ecke geschaut. Dort stand Pap und schaute heimlich durch einen Spalt in den Tüllgardinen zu Mam hinaus.
„Warum nimmst du nicht den anderen Küchenstuhl und setzt dich gemütlich dazu?" schlug ich vor. „Dann tut ihr es gemeinsam."
„Nein, nein, nein, das da gehört allein deiner Mutter. Ich erlebe es aus der Entfernung mit", sagte Pap. „Wie war's beim Augenarzt, Junge?"
Ich stellte mich neben ihn und sagte: „Ich habe keinen Wilson."
„Das haben wir uns schon gedacht. Aber ich bin trotzdem sehr erleichtert."
„Ich auch. Pap, eines ist mir nicht ganz klar. Ist Wilson nun eine tödliche Krankheit oder nicht?" Ich

wollte wissen, ob ich der einzige war, der es falsch verstanden hatte.
„Soweit mir bekannt ist, gibt es keine Heilung."
Mein erster Impuls war, ihm zu erzählen, was mir die Augenärztin gesagt hatte, aber ich tat es nicht, weil dann Pap auch begreifen würde, daß du nicht hättest sterben müssen. Und wem nützt das etwas? Wir bekommen dich doch nicht mehr zurück. Es wäre nur eine schlechte Nachricht. Erst wenn ich die Krankheit bekomme, ist es sinnvoll, zu sagen, daß man an Wilson nicht sterben muß, dann wird es plötzlich eine gute Nachricht.
„Ich gehe zu Mam und sage ihr, daß mit mir alles in Ordnung ist", sagte ich.
„Muß das jetzt sein?" fragte Pap. Er zog seine Krawatte zurecht und legte mir den Arm um die Schulter. „Nein, ja, natürlich mußt du ihr die gute Nachricht mitteilen. Aber sag nicht, daß ich heimlich zuschaue, hörst du. Das braucht deine Mutter nicht zu wissen."
Ich drehte mich um und wollte das Büro verlassen. Da sah ich die Zeichnung an der Wand hängen, die Zeichnung, die ich dir gegeben hatte. Ich wollte erst etwas sagen, doch dann überlegte ich es mir und ging schweigend weg. Wenn Pap die Zeichnung schön findet, darf er sie erben. Das findest du doch auch, nicht wahr?
Ich ging in den Garten, direkt auf Mam zu. Sie war

schon beim letzten Karton und ärgerte sich, als sie mich näher kommen sah.
„Ich möchte allein sein“, sagte sie kratzbürstig. „Warum verstehst du das denn nicht?“
„Hast du Marius’ Tagebuch vergessen?“ fragte ich. „Das hast du doch mit Feuer und Schwert gerettet wie ein echter Don Quichotte, oder?“
„Nein, wie ein sterbender Schwan.“ Ich hielt Mam das Tagebuch hin und sagte feierlich: „Hier hast du es. Wirf es ins Feuer.“
Mam bewegte sich nicht. Ich schob das Tagebuch noch etwas weiter zu ihr hin. „Nimm’s schon.“
„Dieses Tagebuch verbrenne ich nicht“, sagte sie.
Was sollte das jetzt heißen? Ich schaute sie mit großen Augen an.
„Ich habe überhaupt nicht vorgehabt, sein Tagebuch zu verbrennen“, sagte sie, ohne den Blick von den Flammen zu wenden. „Du bist einfach davon ausgegangen. Wenn du mich wenigstens gefragt hättest, was ich damit vorhabe, aber nein.“ Sie ließ die Holzsandalen, die du von Tante Kees bekommen hast, einen nach dem anderen ins Feuer fallen. „Kannst du mich jetzt wieder allein lassen, Junge?“
„Du hast gesagt, daß du alles, aber auch alles, ins Feuer werfen willst.“
„Sozusagen, mein Schatz, sozusagen. Ich werde doch keine Bücher verbrennen! Das tun wir seit Hitler nicht mehr.“

Ich schnappte nach Luft. In diesem einen Augenblick nahm sie mir meinen Anteil an dem Ritual weg. Ich fühlte Wut in mir aufsteigen, und ich dachte: Dann werfe ich das Tagebuch eben selbst ins Feuer! Aber ich tat es nicht. Ich konnte es nicht. Ganz allein verantwortlich für das Verbrennen deiner Gedanken sein, das ging mir einen Schritt zu weit. Das bedeutete zugleich, daß ich plötzlich mit leeren Händen dastand.
Es hätte ein großer Moment sein sollen, das Aushändigen unseres Tagebuchs an Mam. Sie sollte es verbrennen, und ich hätte keine Schuld daran. Gut geregelt. Aber Mam tat nicht, was ich erwartet hatte, und ich wagte nicht, das Tagebuch selbst zu vernichten. Ich fühlte mich wie ein Waschlappen, und das paßte mir überhaupt nicht.
In weniger als einer Sekunde faßte ich einen wichtigen Entschluß. Meine Knie sackten leicht ein, und die Nerven begannen in meiner Kehle zu schreien. Ich traute mich nicht, aber ich bezwang mich selbst. Mams Ritual durfte nicht vorbeigehen, ohne daß ich etwas Großes getan hätte. Ein eigenes Ritual, ganz von mir selbst und größer als das, was Mam sich ausgedacht hatte. Wie durch einen Zauberschlag wußte ich, wie ich anfangen mußte.
Ich fragte: „Willst du nicht wissen, wie es im Krankenhaus war?“ Ich hörte das Zittern in meiner Stimme. Mam reagierte nicht, also drängte ich

weiter. „Du sagst immer, daß es schlimm ist, aber daß es viel schlimmer sein könnte und wir deshalb Glück haben. Ich habe eine schlechte Nachricht, aber zum Glück auch eine gute." Ich fühlte mein Herz klopfen, als wolle es aus meinem Körper springen. „Die gute Nachricht ist, daß ich keinen Wilson habe ...", ich holte tief Luft, um meinen Satz fertigzusprechen.

„Das weiß ich schon lange", sagte Mam und warf die Karte von Europa in die Flammen. „Hast du wirklich gedacht, daß ich hier tatenlos warte? Ich habe längst im Krankenhaus angerufen."

Es war, als hätte ich einen Schlag ins Gesicht bekommen.

„Konntest du denn nicht warten?" rief ich. „Ich wollte es dir selbst erzählen."

„Ja, und mir vormachen, daß dein linkes Auge blind ist und du einen Star im rechten hast, so daß du zwei Wochen lang nicht zur Schule gehen darfst."

Nicht reagieren, dachte ich, auch wenn ich sie hätte schlagen können. Als ob ich eine so wichtige Sache für Ausreden benutzt hätte. Sie traute mir nicht, und das wollte sie mir aufs Butterbrot schmieren. Aber ich mußte weitermachen, jetzt oder nie, und erneut begann ich den wichtigsten Satz, den ich je in meinem Leben laut gesagt hatte: „Ich habe eine gute Nachricht und eine schlechte. Die gute ist, daß ich keinen Wilson habe und also am Leben bleibe, und die schlechte … daß ich Jungen mehr mag als Mädchen."

Es war ausgesprochen. Ich hatte es gesagt, und es war zu hören gewesen. Und jetzt kamen die Folgen. Ich schaute zum Himmel, um zu sehen, ob sich ein Orkan ankündigte oder eine Botschaft kommen würde, für den Fall, daß du mir doch von oben etwas mitteilen wolltest. Wolken zogen am Himmel, und ich dachte plötzlich, daß du mir zuwinkst.

Mam schwieg und schaute ins Feuer. Und dann seufzte sie.

„Ich finde es nicht schön", sagte sie in ziemlich flachem Ton, „und ich hätte mir gewünscht, es wäre anders, aber es kommt nicht wie ein Blitz aus heiterem Himmel."

„Wie meinst du das?" fragte ich verblüfft. „Ich bin *so*!"

„Ich habe es gehört", sagte Mam. Sie stocherte mit dem Schürhaken vom Kamin im Feuer. „Wir wären schlechte Eltern, wenn wir unseren eigenen Sohn nicht ein bißchen kennen würden." Der tiefste Seufzer, den ich je gehört habe. „Junge, wenn du nur glücklich bist, das ist das Wichtigste."

In mir brodelte und gärte es wie nie zuvor. Ich war böse, froh, verwirrt, dankbar, wütend, alles durcheinander, und der erwartete Orkan kam nicht von oben, sondern raste aus meinem Innersten nach draußen. Ich rief: „Aber ich bin überhaupt nicht glücklich. Der Punkt ist doch gerade, daß ich *euch* nicht glücklich machen kann."

„Um uns brauchst du dir keine Sorgen zu machen", sagte Mam. „Du mußt dich nicht für das Glück deines Vaters oder für meines verantwortlich fühlen. Sorge nur dafür, daß du selbst glücklich wirst."

„Aber kapierst du es denn nicht", rief ich. „Von mir werdet ihr keine Enkel bekommen."

„Dann nehmen wir uns eben einen Hund, Junge", sagte Mam lakonisch. „Oder eine Katze, wenn dein Vater das lieber möchte." Wieder stocherte sie in den Flammen und warf mir nur einen kurzen Blick zu. „Man kann sich Enkelkinder erhoffen, aber man hat kein Recht darauf."

Ich wußte nicht, was ich denken sollte. Mein Gehirn schlug Rad in meinem Schädel, und ich fühlte tief in meinem Kopf einen Schmerz aufsteigen.

„Oh, ihr wußtet also, daß ich nicht glücklich war, und ihr wußtet auch, warum", rief ich böse. „Aber ihr habt zugeschaut, wie ich mich plagte, und dabei wäre es gar nicht nötig gewesen."

„Nun, nun, beruhige dich", mahnte Mam. „Wir wußten es natürlich nicht sicher. Solange wir nicht darüber sprachen, war es nicht endgültig. Es hätte sich auch noch ändern können." Mehr zu sich selbst als zu mir sagte sie: „Du bist doch noch so jung."

„Aber dann hättet ihr doch einmal, ein einziges Mal, wenn auch nur ganz allgemein, sagen können,

daß es so etwas gibt! Daß es einen Namen hat. Ihr hättet mich doch wissen lassen können, daß ich nicht der einzige auf der Welt bin, oder?" Meine Unterlippe zitterte, deshalb biß ich darauf.
„Nun, ich möchte dich nicht anlügen", sagte Mam. „Dein Vater und ich hofften natürlich doch, daß du heterosexuell bist. Aber da es nun mal so ist, wie es ist, wäre es vielleicht vernünftiger gewesen, wenn wir mal etwas gesagt hätten ..." Sie sprach den Satz nicht zu Ende und warf deine Buchstützen ins Feuer. „Läßt du mich jetzt bitte allein? Wir sprechen heute abend darüber, wenn Pap dabei ist."
Ich schaute mich um und sah Pap hinter der Gardine. Die Welt drehte sich, und meine Kehle war zugeschnürt, weil ich es gewagt hatte, mein Geheimnis auszusprechen. Und alles, was ich bekam, war die Mitteilung, es sei nicht wie ein Blitz aus heiterem Himmel gekommen.
„Ihr habt einfach gedacht, es würde vorbeigehen?" rief ich und ließ meine Lippe zittern. „Das ist reine Kindesmißhandlung! Euretwegen habe ich die ganze Zeit den Mund gehalten, weil ich dachte, ich würde euch unglücklich machen. Und ihr habt mich mit Absicht im Schlamassel gelassen!"
„Stell dich bitte nicht so an", rief Mam. „Kein einziger Vater und keine einzige Mutter fördern Homosexualität, sie wären ja blöd. Man schickt sein Kind nicht in einen Abgrund von Diskriminierung

und Schikane. Das will doch keiner für sein eigenes Kind."
„Aber ihr habt doch gesehen, daß ich schikaniert wurde, oder? Habt ihr das etwa doch für mich gewollt?"
„Lukas, wir sprechen heute abend darüber."
„Und da es nun mal nicht anders ist, muß ich mit einem Schlag glücklich sein? Etwa von alleine?"
„Wenn du sicher weißt, daß du homosexuell bist, obwohl du gerade erst sechzehn bist", sagte Mam geringschätzig, „dann finde ich mich damit ab. Ich würde sagen: Such dir einen Freund. Und wenn du schon einen hast, bring ihn mit nach Hause. Ich werde kein Theater machen. Ob es nun ein Freund oder eine Freundin ist, es ist und bleibt eine blöde Kuh, nicht gut genug für meinen Sohn."
„Ja, das ist witzig, Mam."
„Ich kann auch heulen, aber ich kann es damit doch nicht ungeschehen machen."
„Und Pap?" Wieder schaute ich hinauf zu dem Fenster, hinter dem er stand, ohne daß er hören konnte, was wir sprachen.
„Dein Vater hat es eher gemerkt als ich. Der hatte schon einen Verdacht, als du drei warst."
„Warum habt ihr mir dann nie, auch nur ein bißchen, geholfen?" fragte ich leise und drückte meine Fingernägel in die Handfläche, bis der Schmerz dem Schmerz in meinem Kopf ähnlich wurde.

„Jetzt plötzlich sagst du, wie wichtig es ist, daß ich glücklich bin, aber als ich es nicht war und ihr eigentlich genau wußtet, warum, war euch das schnurzegal. Einzig und allein deshalb, weil ihr doch lieber einen Hetero-Sohn gehabt hättet."
„Luuk, es ist schon klar. Du wiederholst dich. Ich möchte jetzt nicht weiter darüber sprechen. Das werden wir schon noch tun. Ich bin jetzt mit meinen Gedanken bei Marius. Laß mich bitte ein bißchen in Ruhe."
Ich sah, wie meine Knie nervös zitterten, ich wußte nicht mehr, was ich sagen sollte. Ich wußte auch nicht, was ich fühlen sollte, ich war vollkommen durcheinander. Ich konnte kein Held sein, indem ich dieses Tagebuch opferte, und ich konnte auch kein Held sein, indem ich mein Geheimnis aufgab. Denn-Mam-und-Pap-wußten-es-eigentlich-schon und hielten es fast mein ganzes Leben lang vor mir geheim. In all dieser Zeit haben sie mich absichtlich im Stich gelassen. Warum? Weil einem Kind, das ein Homo ist, Glück erst gegönnt wird, wenn es wirklich nicht anders geht! Als ob ich die Wahl gehabt hätte.
Ich drehte mich um, rannte ins Haus, die Treppe hinauf in mein Zimmer, und dort lief ich hin und her. Ich versuchte, einen klaren Gedanken zu fassen und mich zu beruhigen, aber ich konnte den Weg in meinem Kopf nicht so eins, zwei, drei wieder

finden. Es drückte mich plötzlich so schwer, daß ich mein Leben lang bereit war, nicht glücklich zu sein, weil ich dachte, daß ich damit Mam und Pap weniger Kummer bereitete. Und nun hatte sich herausgestellt, daß, hätte ich von Anfang an gesagt, daß ich etwas Besonderes war, sie geantwortet hätten: „Das haben wir schon längst gewußt."

Aber eines wird mir langsam auch klar: Als ich länger darüber nachdachte, begriff ich plötzlich, daß Mam ohne Bedingungen oder Konsequenzen akzeptierte, daß ich bin, wie ich bin, und das ist etwas ganz Besonderes ihrerseits. Sie versuchte nicht, mich mit Worten umzudrehen. Sie weinte nicht, um mir zu zeigen, wie unglücklich ich sie machte. Sie drohte nicht, daß sie aufhören würde, mich zu lieben. Sie trieb mich nicht aus dem Haus, sie sperrte mich nicht im Keller ein, sondern blieb einfach meine Mutter. Meine Mutter. Sie akzeptierte es und ging zur Tagesordnung über. Eigentlich könnte man sagen, daß sie mir meine Würde ließ. Und meiner Meinung nach ist das zum ersten Mal passiert, zum ersten Mal in meinem Leben!

Mein Geheimnis ist kein Geheimnis mehr. Im nachhinein verstehe ich nicht mehr, daß ich mich getraut habe, aber ich hatte das Gefühl, es müsse sein. Siehst du, Maus, meine größte Geste mußte sein, daß ich Abstand von unserem Tagebuch nahm, aber als das nicht möglich war, konnte ich eigentlich nur eines tun, um nicht mit leeren Händen dazustehen. Wenn dieses Tagebuch mit meinem Geheimnis nicht vernichtet wurde, dann mußte mein Geheimnis vernichtet werden. Und das habe ich getan. Uff!

Ich spürte, wie langsam ein Jubelgefühl in mir aufstieg. Als hätte ich einen Preis oder eine Medaille gewonnen und könnte einfach nicht glauben, daß es mir passiert war. Vielleicht fühlt sich Glück so an. Ich hatte jedenfalls große Lust, meine Fäuste in die Luft zu strecken, diese Geste Ich-bin-der-Champion. Ich war stolz auf mich selbst und auf das, was ich bin und was ich gewagt hatte. Plötzlich wollte ich etwas Verrücktes tun. Es konnte nicht verrückt genug sein.

Keine Viertelstunde später lief ich mit der Einkaufstasche in den Garten. Mams Kartons waren leer, sie starrte in den schwelenden Haufen. Ich stellte die Tasche ab, holte erst die Torte heraus, die ich beim Bäcker an der Ecke geholt hatte, und dann zwölf Teller.

Ich tat, als sähe ich Mam nicht, hatte aber insgeheim ihr verblüfftes Gesicht wahrgenommen. Ich kippte die Tasche um, und unser ganzes Silberbesteck fiel klirrend in den Sand unter dem Kirschbaum.

„Was tust du?“ schrie Mam, als sie sah, daß ich den Boden um das Feuer herum ordentlich deckte, Gabeln links und Messer rechts. Die Vorbereitungen für ein großes Diner.
„Das siehst du doch“, sagte ich. „Marius hat Geburtstag, und du hast vergessen, eine Torte zu kaufen.“
„Was ist denn das für eine idiotische Idee? Daß du es nur weißt, wenn Flecken auf das Silber kommen, wirst du es putzen.“
„Prima“, sagte ich, schnitt die Torte in zwölf Stücke und legte sie auf die zwölf Teller.
„Möchtest du auch ein Stück Torte?“ fragte ich.
„Nein, ich bin auf Diät, das weißt du ganz genau.“
„Dann nicht.“
Mam stand entschlußlos da und schaute zu, die Hände in die Seiten gestemmt. Dann zog sie die Schultern hoch und sagte gleichgültig: „Tu, was du nicht lassen kannst, Junge. Aber dann räumst du alles auf, auch die Feuerstelle mit der Asche und den Stuhl und die leeren Kartons. Außerdem ist es höchste Zeit, daß mal geharkt wird. Und wenn du schon dabei bist, mäh doch das Gras, okay, Schätzchen?“
„Ja“, sagte ich kurz.
„Blöder Junge“, hörte ich sie tonlos sagen, und das war mir absolut egal. Sie drehte sich um und ging zur Terrassentür.

Ich begann, wie ein Idiot einen Teller nach dem anderen leer zu essen und stellte den Stuhl immer ein Stück weiter rund um das schwelende Lagerfeuer. Die Absicht war: ein Stück Torte für dich, eines für mich, eines für einen Indianer, der nicht kam, eines für einen Zigeuner, der fernblieb, eines für Mam, eines für Pap, eines für Oma, eines für Alex. Für jeden, der manchmal noch an dich denkt. Aber nach drei Stück Torte wußte ich schon, daß mir morgen den ganzen Tag schlecht sein würde, also ging ich dazu über, die Stücke nur anzubeißen, so wie Schneewittchen bei den sieben Zwergen.

Plötzlich stürzte unser Pap heraus, in der rechten Hand den anderen Küchenstuhl, mit der linken zog er unsere Mam.

„Hast du noch Torte übrig?" fragte er.

„Es ist genug da", sagte ich.

Pap setzte sich auf den mitgebrachten Stuhl, und ich stand schnell auf, weil er Mam auf meinen schob. „Also gut", sagte sie, „dann gib mir auch ein Stück, aber ein kleines. Hauptsache, ich muß nicht Lang-soll-er-leben singen."

Das mußte für Pap nicht sein, meinetwegen auch nicht. Er wollte nur gern wissen, warum ich das tipptopp geputzte Silber in den Sand geworfen hatte, wartete aber mit der Frage, bis sein Teller leer war.

„Als Marius starb“, sagte ich, „habe ich vergessen, ihn gegen das Silberbesteck einzutauschen.“
„Oh“, sagten Mam und Pap. Und ich genoß es, daß sie beide keine Ahnung hatten, was ich meinte.

Maus, ich habe die Teller abgespült, die Asche aufgekehrt und die Stühle zurück in die Küche gebracht. Ich habe die Kartons zusammengefaltet und in den Papierbehälter gesteckt. Ich habe das Gras gemäht und die Erde geharkt. Und jetzt höre ich auf zu schreiben. Ich muß gehen. Es ist höchste Zeit. Ich werde noch das Silber putzen, danach will ich in die Stadt, um zu sehen, ob mich jemand in dem Karnevalstrubel erkennt, wenn ich mich mit meinen eigenen Sachen verkleide. Und dann geht das normale Leben weiter. Es gibt nämlich noch immer *Erosion* in der ersten Stunde (Erdkunde) und *der-die-das* in der dritten (Deutsch). Also tschau, Maus. Tschau, tschau. Wirst du gut sorgen für die Brüder, die wir waren? Dann sorge ich für die Brüder, die wir sind.

Alaaf,
Luuk.

Die Deutsche Bibliothek – CIP-Einheitsaufnahme

Lieshout, Ted van:
Bruder / Ted van Lieshout. Aus dem Niederländ. von Mirjam
Pressler. – München : Middelhauve, 1998
(Middelhauve Literatur)
ISBN 3-7876-9678-4

Middelhauve® Literatur

Titel der niederländischen Originalausgabe: Gebr.
Für die deutschsprachige Ausgabe:

Foto: Leo Swiers

ISBN 3-7876-9678-4